GUÍA DE LA RELAJACIÓN
Autor: Adolfo Pérez Agustí

Edita: **EDICIONES MASTERS**
Fernán Caballero, 4-1º dcha.
28019 MADRID (Spain)

edicionesmasters@gmail.com
www.edicionesmasters.com

De todos los métodos para mejorar la salud corporal o para desarrollar las facultades físicas, la relajación es el menos empleado de todos. Parece como si el hecho de relajarnos implicara el abandono del estado de alerta, de nuestra capacidad defensiva ante las agresiones de la vida en sociedad.

La competencia actual es tan grande, tan continuada, que cualquier momento de relax o de abandono por nuestra parte puede suponer que el enemigo o simplemente el competidor más cercano se aproveche de nuestro silencio para vencernos, para quitarnos lo que era nuestro. Puede parecer cruel esta manera de comportarnos entre los seres humanos, pero no hay nada entre nosotros que no sea un fiel reflejo de lo que ocurre en todas las especies vivas, vegetales o animales.

Los vegetales alargan sus raíces para suministrarse alimentos y agua sin importarles si se lo quitan a otras especies cercanas, del mismo modo que una abeja quita el polen a una flor para elaborar su alimento y un pez mayor termina comiéndose al más pequeño. No hay una sola especie en la naturaleza que no emplee su fortaleza, su astucia o su rapidez para sobrevivir a costa de la debilidad de otro.

El ser humano trata de ser diferente y para proteger al más débil elabora leyes que le ayuden y castigos para quienes abusan de su poder, pero esto es solo una buena intención que no se traduce en resultados prácticos ni mucho menos generalizados. El más débil (especialmente si no dispone de dinero) acaba sucumbiendo ante la voracidad del poderoso, el cual consigue incluso que las leyes se ponga de su parte a base de buenos abogados.

Y ustedes me dirán cuál es el motivo de esta disertación sobre la injusticia de los seres vivos en un libro que trata sobre métodos de relajación, pero es que precisamente algo tan placentero y beneficioso como es la relajación supone el mejor remedio para sobrevivir en un mundo tan conflictivo y agresivo. No se trata de abandonar la guardia, de ir por el mundo como un monje benefactor que aguanta toda clase de insultos y malos tratos, sino de preparar nuestro cuerpo y nuestra mente para tratar de lograr el equilibrio que necesitamos para no ser devorados demasiado pronto. Aunque al final de la existencia nuestras mermadas fuerzas nos impedirán aguantar el avance de los nuevos buitres y tendremos que aislarnos lo más posible en nuestro pequeño reducto familiar, habremos conseguido cumplir ya la mayoría de nuestros sueños.

Este libro, pues, pretende ayudarle a potenciar sus facultades mentales y físicas mediante un sistema tan opuesto al ejercicio físico que para muchos quizás sea una pérdida de tiempo. Pero no se precipite y sobre todo no se confunda, ya que la relajación puede proporcionarle tal fortaleza física que le haga ser a partir de ahora un adicto a ella. Para conseguir potenciar todas nuestras facultades, especialmente la capacidad de adaptación a las circunstancias adversas, he creído conveniente dar un repaso lo más amplio posible a los sistemas de relajación más populares en el mundo entero, no solamente a los que provienen de la India o de China, sino a todos aquellos que han logrado resistir el paso de los tiempos sin caer en el olvido, prueba inequívoca de su validez. También se han incluido métodos más modernos, ya que es lógico pensar que si los hombres de la antigüedad han conseguido elaborar métodos eficaces de relajación, nuestros contemporáneos también han podido llegar a conclusiones y métodos igualmente de eficaces. A fin de cuentas tienen como ventaja la gran experiencia acumulada de sus antepasados, la cual les puede haber servido para elaborar sus bases maestras.

"Respirar solamente por un orificio nasal estimula la actividad en el hemisferio del cerebro correspondiente, mientras frena el opuesto. Este hallazgo sugiere una posibilidad no-invasiva para el tratamiento de numerosos problemas de conducta y del humor."
Artículo de Werntz publicado en la Sección de Neurociencia, UCLA, en 1988.

LA GIMNASIA RELAJANTE

Para muchas personas tener que dedicar unas horas al día para acudir a un gimnasio donde poder relajarse y ponerse en forma es algo impensable, no tanto por el coste económico de ello sino especialmente por la imposibilidad de encontrar el tiempo necesario para desplazarse, desvestirse, practicar y ducharse. Aún suponiendo que el gimnasio se encuentre próximo a su domicilio necesitará por lo menos un margen de dos horas, tiempo demasiado amplio para la mayoría de los trabajadores.

Pero si lográsemos encontrar un tipo de gimnasia que combine los ejercicios físicos con los de relajación, que se pueda practicar a ratos libres y en cualquier lugar o circunstancia, habríamos encontrado la solución para el hombre moderno. Lo curioso del caso es que este tipo de gimnasia existe desde hace cientos de años y es practicado de manera inconsciente, y por ello poco eficaz, por todo el mundo.

Las contracciones isométricas, pues de ellas hablamos, son una forma rápida de someter a los músculos a un intenso trabajo (apenas se necesitan poco más de diez segundos), se pueden efectuar en cualquier lugar sin que nadie lo perciba, no requieren que dejemos nuestras ocupaciones habituales y son aptas para todo tipo de persona, edad o sexo. Pero como la pregunta que el lector nos puede hacer se refiere a qué pinta una gimnasia en un tratado de relajación, en el cual se supone que solamente habría que incluir ejercicios pasivos, sin movimiento y en un ambiente tranquilo, les diré que no existe relajación sin que previamente haya existido un sobre esfuerzo. La necesidad de relajarse viene solamente como consecuencia del cansancio, cuando no del agotamiento.

Todo cuanto rodea a los seres vivos es estresante, pero es una consecuencia del hecho de estar vivos, ya que el simple acto de respirar sin pausa, los continuados latidos del corazón que no se pueden interrumpir o la búsqueda incesante del alimento diario, son los estigmas que acompañan nuestra existencia. Si a ello sumamos los problemas cotidianos de la vida en sociedad, con nuestras familias, compañeros de trabajo, autoridades y personas que se nos cruzan continuamente en nuestras vidas, nos daremos cuenta que no hay un sólo momento, o al menos hay muy pocos, en el cual nos podamos relajar y olvidarnos del mundo que nos rodea.

Por todo esto y teniendo en cuenta que después del esfuerzo siempre tiene que venir la calma y el relax, le voy a proponer una forma de relajarse y acondicionar su cuerpo, al mismo tiempo, tan fácil, rápida y eficaz que se preguntará cómo es posible que nadie le haya hablado de ella antes. ¿La respuesta?: no necesita profesores, ni mucho menos gimnasios donde acudir. Si para aprenderla no es necesario emplear dinero es obvio que nadie estará interesado en enseñársela.

Las contracciones isométricas indican una gimnasia sin movimiento, ya que lo opuesto es isotónico, con movimiento, y para ello ya hay docenas de sistemas eficaces difundidos por el mundo entero. Así que cuando le vayamos indicando uno por uno todos los "movimientos" que debe realizar no se confunda con esta palabra ya que la emplearemos solamente para indicar acción de un músculo, no desplazamiento. Cuanta más fuerza realice y menos se mueva, más eficaz será para su salud, y además habrá conseguido en poco más de diez segundos ejercitar un músculo y relajarlo inmediatamente.

A continuación les voy a indicar todas las circunstancias de su vida cotidiana en las cuales puede efectuar esta gimnasia de relajación isométrica, debiendo insistir en que nadie se dará cuenta de que usted está relajándose, que puede efectuarse en cualquier lugar y circunstancia, así como a cualquier hora del día o de la noche. El límite de movimientos le fijará usted y su condición física o la necesidad imperiosa que tenga de relajarse.

Andando

- Cuando camine luche contra la fuerza de la gravedad, no deje que su cuerpo se venga abajo. Estírese hacia arriba siempre, lleve sus hombros ligeramente hacia atrás.
- No permita que su abdomen sobresalga más de lo que le gustaría. Contráigalo ligeramente hacia dentro.
- Su mandíbula deberá estar relajada. No circule con los dientes apretados.
- Respire con la parte superior y media de su tórax.
- Mantenga la cabeza erguida, pero no levante el cuello solamente a base de llevar la barbilla mirando al cielo.
- Utilice siempre zapato cómodo, que no le comprima los dedos hacia dentro y que le permita incluso moverlos dentro de su zapato. El tacón apenas de dos centímetros como máximo.
- Si puede, camine mejor sobre tierra en lugar de hacerlo sobre la acera.
- Balancee ligeramente los brazos cuando camine, le relajará y le ayudarán a impulsarse hacia delante.
- No utilice cinturones si puede evitarlo, ni prendas ajustadas como slips, fajas o pantalones vaqueros. Los slips de caballero dificultan el desarrollo genital y perjudican la fertilidad. Las fajas abdominales no sujetan los músculos del

vientre sino que los atrofian, provocando lentamente una flacidez irreversible. Los pantalones vaqueros son perjudiciales para los genitales de ambos sexos y en la mujer le producen infecciones vaginales con frecuencia. Las faldas o los pantalones poco ajustados son mejores para la salud.

- El cuello de sus camisas no deberá estar abrochado nunca.
- Los jerséis de cuello cisne son perjudiciales para su relax, lo mismo que las corbatas.
- Los sujetadores solamente deben sujetar, no oprimir. Si el pecho es normal o pequeño es mejor prescindir de esta prenda.
- Controle en todo momento su respiración, acompasada con el ritmo de su caminar. Aunque camine por una calle con fuerte tráfico no trate de contener la respiración; respire siempre profundamente aunque el aire esté viciado, aunque en estos casos procure expulsar siempre todo el aire de sus pulmones prolongando un poco más la exhalación. Cada vez que saque todo el aire de sus pulmones tenga en cuenta que está relajando involuntariamente sus músculos, por lo que no se concentre solamente en la inspiración.
- Cuando vaya al campo o a la playa, procure caminar el mayor tiempo posible descalzo. Existen numerosas zonas reflejas en el pie que se activarán por el simple hecho de caminar sin zapatos. Se sentirá profundamente relajado con

un simple paseo por la hierba, especialmente si lo hace con el rocío de la mañana. La arena seca de la playa, además, le suavizará la planta del pie y le eliminará asperezas y durezas de una manera mucho más eficaz que usando limas o piedras abrasivas. Si camina por la orilla, la humedad le activará la circulación de retorno y le quitará la sensación de piernas pesadas.

Sentados

Nos pasamos más tiempo sentados que en pie y la mayoría de las personas más horas en la cama que sentados. Aún así, el orden de importancia no está de acuerdo con las horas que invertimos en cada cambio de postura. Estas son algunas recomendaciones importantes para lograr que el estar sentados se convierta en un placer, no en una tortura para nuestro cuerpo.

- Nunca se deje caer bruscamente sobre un asiento aunque esté sumamente cansado. Hágalo lentamente y concéntrese en encontrar la postura más cómoda.
- No se apoye sobre una sola zona de su cuerpo, normalmente los glúteos, y procure repartir el peso lo mejor posible. Si el asiento tiene apoyabrazos utilícelos si están a la altura adecuada y si no es así, siga las siguientes recomendaciones:

- El apoyabrazos debe cumplir su misión que no es otra que el mantener los antebrazos apoyados. Ni debe estar tan alto que nos levante los hombros, ni tan bajo que la muñeca esté más baja que el codo. Si no dispone de unos apoyabrazos adecuados y va a permanecer sentado en esa silla muchas horas al día, deberá dedicar unos minutos por lo menos a conseguir una posición adecuada. Recuerde: que no tenga que levantar los hombros, que la muñeca y el codo estén al mismo nivel y que no se vea obligado a sacarlos para fuera porque el sillón es demasiado ancho para su cuerpo.

- El asiento no debe ser totalmente horizontal, sino inclinado ligeramente hacia delante y levantado de atrás. De lo que se trata es de conseguir que los glúteos estén algo más altos que la rodilla; así desplazaremos el peso del tronco hacia las piernas y aliviaremos las vértebras sacras y cervicales. Un simple cojín en la parte trasera del asiento puede ser suficiente.

- La dureza del asiento también es muy importante y es mejor pecar de blando que de duro. Elija una almohadilla que sea progresiva, suave en la primera capa y enérgica en las demás.

- Nunca se siente sobre plásticos o skay. Impedirán que transpire la piel, la cual se calentará demasiado provocando problemas circulatorios y ablandará los tejidos cutáneos. Muchas hemorroides crónicas son consecuencia de sentarse habitualmente en un asiento cuyo tejido no es transpirable y que genera calor. Si no puede cambiar de asiento ponga una gamuza de algodón.

- El respaldo deberá servir de apoyo a toda la espalda, incluidos los riñones. Hay que procurar que por un diseño mal entendido la parte de arriba del respaldo empuje la espalda hacia delante.
- Es importante también que no dejemos tan relajado al abdomen que se deforme y nos empuje todo el cuerpo hacia abajo. Hay que tener en cuenta que tenemos que luchar siempre contra la fuerza de la gravedad para mantenernos con un mínimo de rectitud, aunque no con tanto esfuerzo como para estar en tensión.
- Las piernas pueden estar simplemente sueltas o con los tobillos entrecruzados, pero nunca con un muslo encima del otro ya que eso dificulta la circulación de retorno.
- Si vamos a escribir no será el cuerpo el que se aproxime a la mesa sino al revés.

De vez en cuando nos relajaremos realizando los siguientes ejercicios:

1. Nos ponemos las manos en la nuca, pero sin apenas tocar el cuello.
2. Elevamos ambos brazos hacia arriba, inspirando al mismo tiempo. Cuando los bajamos, espiramos.

3. Tratamos de tocar el techo con una mano y alternativamente con la otra.
4. Empujamos una pared imaginaria con la palma de ambas manos, al mismo tiempo que expiramos con fuerza.
5. Ahora realizamos el empuje a los lados, con los brazos horizontales siguiendo la línea de los hombros.
6. Recogemos fuertemente las piernas hacia nosotros.
7. Movimiento a la inversa, estirando las piernas al frente.
8. Arqueamos el cuerpo hacia atrás, en la silla.

En el baño

Es difícil no asociar un baño caliente con algo sumamente relajante y confortable. La suma del calor del agua, más la posición de tumbados, así como la humedad misma, suman tres propiedades que actúan en la mayoría de las funciones orgánicas, proporcionando un fuerte sopor y relax. Si además le añade aceites esenciales adecuados o sales de baño aromáticas, el efecto será potente y agradable. No obstante, tenga en cuenta que no todos los efectos del agua caliente son beneficiosos y hay que tener en cuenta ciertas precauciones:

1. No prolongar el baño más de 15 minutos.
2. Evitar que la temperatura del agua sea superior a los 38 grados ni inferior a los 35.

3. No tomar baños calientes cuando tengamos infecciones, fiebre o la tensión arterial baja.
4. Solamente son adecuados antes de dormir.
5. No tomarlos después de exponernos al sol.
6. Ni en los estados depresivos.
7. Tampoco en casos de mala circulación venosa, hemorroides o varices.

Son especialmente recomendables además de para relajarnos, en los siguientes casos:

1. Cuando estamos sumamente irritados.
2. En caso de anemia.
3. Para combatir el insomnio.
4. En la hipertensión.
5. Después del trabajo o de hacer un deporte.
6. Para aliviar contracturas musculares y dolores articulares.

Algunos ejercicios para el baño:

- Sentados, tratar de cogerse los pies con las manos. Si tiene dificultad para ello al principio, pruebe a hacerlo primero con una mano y luego con la otra.
- Flexione una rodilla hasta tocarse el tórax. Manténgala así unos segundos y cambie a la otra.
- Eleve ambos brazos por encima de Usted hasta tocar la pared trasera.

- Ponga los brazos en cruz, con los codos flexionados, y llévelos hacia atrás.
- Doble las muñecas de sus manos en todas las direcciones.
- Realice los mismos movimientos con los tobillos.
- Haga un masaje profundo en el pelo cuando lo tenga húmedo.
- Póngase la palma de las manos en los ojos y realice un suave masaje con los párpados cerrados.
- Póngase de rodillas y siéntese sobre sus talones.

Al salir del baño:

- Con un guante de crin es el momento de activar la circulación sanguínea de las pantorrillas, siempre de abajo arriba.
- Realice los mismos masajes en los glúteos.
- Aproveche para estirar fuertemente las piernas y para ello póngalas encima del lavabo y sin doblarlas estire sus músculos y ligamentos.
- Deje caer su cuerpo hacia delante, suavemente, tratando de tocar con sus manos los pies.
- Intente tocar el techo con sus manos.
- Aproveche su relajación por efecto del calor para realizar fuertes y profundas inspiraciones, poniendo mucho interés también en sacar todo el aire que quede en sus pulmones. La humedad del ambiente contribuirá a limpiar sus pulmones como si estuviera en una sauna.

- Haga también respiraciones abdominales.

Ejercicios caseros de relajación profunda

Esta tabla de ejercicios los puede practicar cuando llegue a su casa después de una agotadora jornada laboral o cuando los problemas sean tan importantes que estén a punto de alterarle seriamente. El consejo es que sustituya siempre el consumo de medicamentos o alcohol, por estos ejercicios.

1. Túmbese en el suelo de espaldas sobre una alfombra. Ponga una almohada debajo de sus pies y un pequeño cojín en sus riñones y quizá también le será necesario una almohada cervical en la nuca. Lo importante es que la postura sea tan cómoda que no desee levantarse durante bastante tiempo. Evite dormirse.
2. Cierre suavemente los ojos y trata de pensar en algún paisaje de película, pero no elija ningún lugar en el cual haya vivido experiencias anteriores, aunque sean placenteras. Lo importante es que su imaginación sea imparcial, no un recordatorio de épocas pasadas. Si tiene música ambiental procure que sea muy melódica.
3. Dicte continuadas órdenes a todo su cuerpo para que se relaje y para que no sienta absolutamente nada. No se olvide también de relajar su respiración, su mandíbula y sus párpados. Si está

perfectamente relajado dejará de percibir su cuerpo y su mente quizá abandone ese lugar y prefiera viajar.

4. Intente imaginarse que es capaz de levitar, que se está elevando del suelo y que se acerca al techo, sin esfuerzo.

5. Una vez que ha alcanzado la paz mental que necesitaba es el momento de estirar todo su cuerpo. Primero contraiga fuertemente ambas manos y ciérrelas con fuerza. Después de unos segundos ábralas y trate de estirarlas con igual energía. Para final, relájelas y déjelas caer sin fuerza en la alfombra.

6. Haga lo mismo con sus pies, cerrándolos con fuerza y después abriéndolos. También tiene que tirar del empeine hacia arriba y posteriormente hacia delante. Relájelos después igual que hizo con las manos.

7. Recoja una rodilla y tráigala hacia el tórax. Después empuje la pierna hacia el frente, como si empujara una pared invisible. Relaje la pierna y cambie a la otra.

8. Haga lo mismo con los brazos, cerrándolos hacia el hombro y luego estirándolos con fuerza hacia el frente. Cambie de brazo y relaje profundamente ambos.

9. Con los brazos estirados a lo largo del cuerpo arquee la espalda hacia arriba y manténgase así unos segundos. Relájese después y deje esa zona como muerta, insensible.

10. Ahora tendrá que desplazarse cerca de una pared para apoyar los pies en ella. Déjelos así unos

segundos para que la sangre de las pantorrillas descienda hacia su corazón.

11.Ahora estire bien las piernas y ábralas en forma de uve, siempre apoyadas en la pared. Permanezca así al menos un minuto.

12.Finalmente, la incorporación debe hacerse paulatinamente. Primero apóyese en los antebrazos durante un minuto, después siéntese y ponga la cabeza en las rodillas, para levantarse poco a poco.

Relajación para la cabeza

Una de las ventajas que tiene el darse cremas y cosméticos en la cara es el suave masaje que se efectúa en la piel, sin olvidar las ventajas terapéuticas de los productos empleados. Estos movimientos que se efectúan casi cotidianamente son muy beneficiosos para relajarse, por lo que le proponemos ahora una corta tabla de ejercicios que podrá hacer en cualquier momento del día, e incluso la mayoría de ellos puede realizarlos en un descanso de su trabajo.

- Cierre los ojos con fuerza, permanezca unos segundos y después ábralos con la misma energía. Le parecerá increíble, pero los músculos oculares no están habituados a trabajar en toda su extensión.

- Ahora mire hacia el lado derecho, sin mover la cabeza, tratando de llegar un poco más lejos de lo habitual y retorne lentamente hacia el centro. Mismo movimientos pero ahora a la izquierda y nuevo retorno al centro. Estos movimientos deben hacerse muy lentamente para no marearse.

- Después mire hacia el techo sin mover la cabeza, retorne al centro y mire hacia el suelo. Siempre muy lentamente para evitar el mareo. Es posible que los primeros días no pueda forzar la vista y deberá hacer cortos recorridos con sus ojos.
- Ahora suba sus cejas fuertemente sin mover los ojos ni la cabeza. Trate también de abrir fuertemente los ojos. Existen ciertos músculos oculares que están parcialmente atrofiados por falta de uso y que Usted deberá movilizar si quiere relajarlos.
- Ahora cierre un ojo y abra el otro al máximo. Después haga lo mismo con el otro.
- Le toca el turno a la nariz y deberá imitar a un conejo, frunciéndola con fuerza.
- A continuación abra la boca al máximo, primero con la letra A y luego con el resto de las bocales.
- Finalmente, haga un recorrido interno con su lengua como si quisiera limpiar su boca con ella.

¿Relajación al levantarse?

Puede parecer un contrasentido que necesitemos relajarnos después de haber dormido ocho horas a pierna suelta, pero es que la mayoría de las personas estresadas confiesan que se levantan cansadas y tardan bastante tiempo en ponerse en plena actividad. Recuerde la imagen de esas personas que se levantan adormitados, no por falta de horas de sueño, sino por que no han conseguido recuperar su energía y durante los primeros minutos van al cuarto de baño tambaleándose y con los ojos semicerrados. Solamente una sacudida de agua fría en su rostro es capaz de sacarles de su sopor.

Por ello le vamos a indicar unos ejercicios fáciles para que el estado de relajación que Usted debería sentir en el momento de despertarse sea real y que esté en condiciones óptimas de emprender la rutina diaria, a veces tan insoportable que no nos extraña que no le apetezca levantarse.

1. Lo primero y aunque le parezca un contrasentido, es abrir los ojos. No hay peor manera de despertarse que una habitación en penumbras o unos ojos semicerrados. Ábralos sin miedo y si puede mire a una ventana, suponiendo que pueda contemplar algo mejor que las paredes del vecino de enfrente.
2. Si moverse aún, estire fuertemente sus piernas al frente.
3. Saque los brazos de debajo de las sábanas y siéntese, mientras que los estira fuertemente hacia arriba como hacía cuando era niño y no tenía tantos complejos.
4. Bostece con fuerza, sin miedo y frótese los ojos con energía.
5. Al levantarse junte las piernas y realice rotaciones de las rodillas en el sentido de las agujas del reloj primero y luego al contrario.

6. Arquee la espalda hacia atrás y con las manos en los riñones encamínese al cuarto de baño. Cuando llegue es posible que su estado de sopor ya no exista y se encuentre hasta con buen humor. Un poco de agua fría en la cara, más los habituales lavados corporales y la evacuación necesaria, le pondrán en un estado óptimo para emprender sus tareas cotidianas. En ese momento habrá comprendido la importancia de relajarnos al levantarnos y ese proceso no le habrá llevado más de cinco minutos, los cuales podrá conseguir adelantando su despertador esa pequeñísima porción de tiempo.

Subiendo y bajando escaleras

Es uno de los ejercicios más duros que existen y por eso mismo la mayoría de las personas lo evitan si les es posible, tanto en su casa, como en el metro, como en el trabajo. El motivo es que no solamente estamos luchando contra la fuerza de la gravedad, algo ya de por sí muy importante, sino que al mismo tiempo nos obligamos a un sobreesfuerzo en los músculos gemelos y los pies.

Las indicaciones que ahora les mencionamos están dirigidas a evitar en lo posible ese cansancio extremo y tratar incluso de que el uso de las escaleras se conviertan casi, casi, en un placer. Sigan estas indicaciones y verán la diferencia:

- Tiene que subir totalmente derecho, mucho más incluso que cuando anda por la calle.
- Evite especialmente sacar los glúteos hacia atrás ya que así obliga al cuerpo a inclinarse en sentido contrario para mantener el equilibrio.
- No utilice la barandilla para impulsarse, sino solamente para asegurarse el equilibrio. Las manos, pues, relajadas.
- El impulso se tiene que realizar con los pies, así que procure no apoyar toda la planta pesadamente en cada peldaño. Si no lo hace así entrarán en acción los músculos del muslo y el cansancio será mayor.
- No balancee las caderas cuando suba.
- Es sumamente importante que mantenga el mismo ritmo desde el principio al final. Si los pisos a subir son muchos para Usted impóngase un ritmo de subida lento, pero no lo disminuya. En la medida en que consiga mantener la misma velocidad de subida en cada escalón se cansará menos. Es preferible, por tanto, que suba despacio a que suba muy deprisa los dos primeros pisos y luego se quede ya sin aliento para los demás.
- Controle la respiración y que sea tan rítmica como los pasos.
- Cuando baje la escalera tenga en cuenta que debe hacerlo a la misma velocidad que cuando sube, o al menos tan rítmicamente. Procure no golpear los peldaños en cada paso y trata de sentir que flota en su andar.

Camino al trabajo

No crea que los transportes públicos son el mejor medio para acudir al trabajo. Una cosa es las necesidades colectivas y por ello las recomendaciones para que cojamos poco el coche privado, y otra nuestra propia comodidad y bienestar. El coche es un avance de la sociedad moderna, algo irrenunciable hoy día y sin el cual no podríamos tener ya la misma calidad de vida. Quienes insisten en que debemos ir en bicicleta no son conscientes de lo que dicen ya que están hablando solamente de sus propias necesidades. La bicicleta es apta en ciudades pequeñas, con trayectos muy cortos, y con calles que sean horizontales y bien asfaltadas. Son totalmente improcedentes para personas mayores, para los niños pequeños, para ir con la familia, ir de compras y en los meses y días de climatología adversa, tanto por frío, como por calor, como por lluvia. Por tanto, si Usted vive en la ciudad deje la bicicleta aparcada y utilícela solamente como recreo en el campo.

Si Usted ha comprado un automóvil y ha pagado ya sus impuestos y sigue pagando continuamente las tasas que la ley le impone, tiene todo el derecho a circular con él cuando quiera y a exigir que le pongan los medios adecuados para circular y aparcar. Tampoco crea que le perjudica la salud por el hecho de ir cómodamente sentado. Perjudica más esperar durante largos minutos a un autobús a pleno sol y subirse a él por fin con la esperanza de encontrar un asiento libre, que desplazarse en el cómodo asiento de su automóvil con una adecuada música ambiental elegida por Usted

Por tanto, y si elige el automóvil, he aquí algunas recomendaciones para que el viaje sea tan placentero que no le resulte ningún inconveniente utilizarlo:

1. No conduzca como si fuera en un coche de carreras, con los brazos estirados y el respaldo del asiento hacia atrás. Para ir cómodo y al mismo tiempo poder conducir con seguridad, ponga las manos en el volante en la posición de las diez y diez.
2. Tenga una distancia al volante que le permita tener siempre los brazos flexionados.
3. El asiento súbalo al máximo, así verá mejor la carretera y no obligará a sus cervicales a estar en tensión.
4. Acérquese lo suficiente a los pedales para que no tenga que ir con las piernas estiradas.
5. Mantenga en lo posible las ventanillas subidas.
6. En invierno, ponga la calefacción muy suave, que le obligue a viajar abrigado. Si está tan fuerte que necesita ir en camisa será perjudicial para su salud y conducirá irritado.
7. Ponga música suave. Deje la música rock para cuando vaya de discoteca.
8. En ciudad, no trate de adelantar continuamente; es posible que llegue al mismo tiempo a su destino que el conductor que va más despacio.

Y si ha elegido los transportes públicos, he aquí algunas recomendaciones para ir cómodo en ellos:

1. Cuando esté en la cola no mire con impaciencia la llegada del autobús. No llegará antes por muy nervioso que Usted se encuentre.
2. Si presupone que tardará en llegar, deje volar su imaginación y aíslese del entorno.
3. Permanezca apoyado sobre ambos pies y bien derecho. Si la espera es larga puede aprovechar para realizar unos suaves ejercicios de respiración abdominal que nadie, salvo Usted, percibirá.
4. Cuando suba y si no dispone de asiento debe adoptar unas ligeras precauciones para ir cómodo y soportar los frenazos y vaivenes del vehículo. Mantenga los pies a la anchura de sus hombros y lleve ligeramente la punta de los pies hacia dentro. Esta postura era la que adoptaban los maestros de Kung fu cuando iban en barca ya que les daba mucha estabilidad.
5. Cuando tome una curva trate de llevar el peso de su cuerpo, sin mover los pies, hacia el lado contrario de la curva; así conservará siempre su verticalidad.
6. No se agarre con fuerza al pasamanos y evite utilizar las barras del techo.
7. Sitúese siempre en la zona central del vehículo ya que ahí los movimientos son menores.

8. Si tiene la suerte de disponer de un asiento adopte una postura erguida, apoyado por igual a ambos lados de su cuerpo.

9. No mire al interior y ni siquiera a las zonas próximas del exterior. Elija siempre puntos muy lejanos para que la vista no se fatigue. Por supuesto, no lea, ni mantenga agarrado con fuerza los posibles bultos que lleve encima.

Footing y relax:

Para la mayoría de la gente el deporte no constituye precisamente un descanso, puesto que se supone que nos vamos a cansar practicándolo y que el placer vendrá precisamente cuando estemos reponiéndonos del esfuerzo. Pero esta conclusión es cierta cuando lo que practicamos son deportes competitivos, en los cuales ganar al contrario es tan importante como hacer ejercicio. No crea a aquellos que dicen que "lo importante es participar", ya que si se descuida le dejarán en ridículo por su torpeza. Si su deseo no es competir no haga deporte con otra persona y dedíquese solamente al placer del ejercicio físico en solitario. No intente, y esto es muy importante, ni siquiera superarse así mismo. Lo que Usted pretende ahora es relajarse mediante el ejercicio físico y para ello el agotamiento es el peor de los remedios.

Estas son algunas reglas básicas para practicar el footing o Jogging:

- Póngase ropa muy holgada y cómoda, aunque no esté de moda. Evite los tejidos sintéticos y elija el algodón con preferencia. Si hace frío póngase incluso una capucha y guantes. Recuerde que va a disfrutar con el ejercicio no a mortificarse.
- El zapato debe ser la pieza más esencial. No lo compre el día antes ya que estará duro y no se acoplará perfectamente a su pie. O lo compra quince días antes y se lo pone hasta el momento de la carrera o busca en el baúl algún par de deportivos viejos pero que le sienten como un guante. No se olvide ponerse también calcetines gruesos de algodón.
- Recuerde que el footing no es una carrera, ni una maratón. Es un paseo a ritmo rápido, pero un paseo. Debe ser capaz de correr con la boca cerrada, respirando con normalidad y hasta cantando. En este sentido hay quienes prefieren utilizar unos cascos musicales mientras disfrutan del ejercicio.
- Si se fatiga es que está corriendo demasiado deprisa y esa no es la finalidad. Debe realizarlo como si fuera un paseo a ritmo rápido. Puede alternarlo con descansos o con algunos momentos andando.
- Cuando termine, quizás a los 10 minutos, tiene que hacer ejercicios de estiramiento en las piernas. La sensación de alivio y relax que sentirá será muy alta.

En el trabajo

Obviamente, no podrá realizar relajación alguna durante el trabajo, al menos si ello supone que tenga que interrumpir su labor. Ninguna empresa le pagaría por descansar, lo que debe parecerle lógico. Pero una cosa es que dedique su jornada laboral a eso, al trabajo, y otra que no pueda hacer algo para que le resulte más grata y relajante.

Si tiene que permanecer sentado la mayor parte del tiempo ya hemos indicado anteriormente cuál es el tipo de silla que debe utilizar o las modificaciones que deberá efectuar para que sea más cómoda. Lo que también puede hacer es aprovechar para mantener las piernas fuertemente estiradas al frente y posteriormente recogerlas con la misma intensidad. Ese movimiento de contracción y estiramiento proporciona un gran alivio a los músculos y también una mejora en la circulación sanguínea.

Si su profesión le obliga a permanecer mucho tiempo en pie la mejor manera de descansar es hacer algo distinto, no simplemente sentándose. Si debe estar detrás de un mostrador durante ocho horas, en los ratos en que pueda salir de allí no crea que sentándose encontrará el descanso, sino quizás sentirá más placer haciendo otros trabajos manuales (colocar paquetes, agacharse) que compensen la poca y monótona actividad física anterior. Ya tendrá tiempo al llegar a su casa de tumbarse y dormirse. Insisto en que la mejor manera de descansar es hacer algo distinto a lo habitual.

No olvide las siguientes recomendaciones:

1. Si tiene que permanecer en pie muchas horas, en el mismo sitio, la sangre venosa se habrá acumulado en sus pantorrillas y deberá hacerla retornar. Túmbese en el suelo boca arriba y ponga las piernas apoyadas en una pared, hacia arriba. Si ello no es posible, haga como si estuviera andando, levantando y bajando los talones. Este movimiento proporcionará un masaje a las pantorrillas.

2. Si tiene que estar en pie, pero necesita moverse de un lado a otro continuamente, procure estirar de vez en cuando la columna. También debe hacer zancadas de diferente longitud, así como subir o bajar escaleras. Mueva la cadera haciendo círculos y cruce sus piernas delante y atrás cada cinco minutos.

3. Si debe permanecer en una cadena de montaje, con la mirada puesta en el mismo sitio durante horas, todos sus músculos estarán agarrotados, especialmente los del cuello. Aproveche cuando tenga algunos minutos de descanso para mirar a la lejanía y rotar el cuello en todas las direcciones. Unos segundos con los ojos cerrados con fuerza también le aliviarán.

4. Cuando la profesión sea la de escribir a máquina o manejar un ordenador, además de los inconvenientes de la silla y la mirada siempre fija, hay que contar con la tensión nerviosa y el cansancio cerebral. Lo opuesto a ello y lo que más le puede relajar, son labores o alternativas

creativas, como ir al cine, escuchar música o pasear por el campo. No olvide que la parte corporal más afectada es la mano y la muñeca, por lo que tendrá que estirarlas fuertemente varias veces al día para no terminar con artrosis profesional. Haga movimientos de la muñeca en todas las direcciones y estire fuertemente los dedos de ambas manos.

5. Y si tiene que permanecer largas horas en el hogar, realizando las mismas tareas todo el día, deberá buscar actividades enriquecedoras del espíritu o a la mente. La lectura, las manualidades, la informática, los juegos de estrategia o el estudio de una carrera o profesión, le proporcionarán la compensación que necesita.

Las labores del hogar

Estas son algunas recomendaciones para ambos sexos:

- Cuando arregle las camas, no lo haga siempre con las piernas estiradas. Acostúmbrese a flexionarlas de vez en cuando, a ponerse incluso de rodillas y a tener las piernas con diferente separación entre ellas.
- Si lava la vajilla tenga en cuenta que el agua es un buen medio para relajarse. Después del agua caliente es de agradecer unos segundos en agua fría o viceversa. Póngase siempre guantes cuando emplee detergentes, ya que el jabón está

pensado para quitar la grasa de la vajilla y esto requiere una labor enérgica. No confíe en esas marcas que dicen cuidar sus manos porque es imposible; o quitan la grasa o no sirven para nada. Lo mejor es que proteja sus manos con los guantes y posteriormente con una crema adecuada. No obstante, cuando finalice no utilice demasiada cantidad de crema porque obstruirá los poros y no penetrará a través de la piel.

- Acostúmbrese a no doblar la espalda continuamente. Es mejor que doble las rodillas y mantenga la espalda lo más recta posible. Cuando se levante y con más motivo si coge un peso del suelo, no lo haga con la espalda o los brazos. Emplee las piernas para incorporarse ya que poseen unos músculos muy poderosos. La mayoría de las lumbalgias y las ciáticas vienen por coger pesos a base de incorporarse con la espalda.

- Cualquier ejercicio que le obligue a estirarse hacia arriba es muy beneficioso, por eso y en la medida de lo posible, no utilice taburetes para llegar a las zonas altas y trate de llegar por sus propios medios, estirando brazos y piernas.

- No coja la fregona o la escoba de tal manera que tenga que inclinarse ligeramente hacia delante. El mango suele ser lo suficientemente largo como para que pueda agarrarlo por un extremo y mantener así la espalda recta. Además, la fuerza que tiene que hacer es menor en la medida en que lo pueda coger por el extremo.

- Si es verano o el suelo está caliente, procure andar frecuentemente con los pies descalzos.

Durante la comida

Esta necesidad tan cotidiana se ha convertido también en una reunión social, laboral o familiar, lo cual obliga a comer siempre a la misma hora y de la misma manera. Este compromiso ineludible no es, sin embargo, la manera más adecuada para comer, ya que ni siempre tenemos hambre a la misma hora, ni en ocasiones deseamos comer en compañía de nadie. Por ello, lo que en principio debería ser un motivo de satisfacción y hasta de placer, se puede convertir en una tortura.

Con el fin de ayudarle a que tan cotidiana costumbre no se convierta en motivo de crispación o cuando menos de insatisfacción, he aquí algunos consejos:

1. La mesa debe ser lo suficientemente alta como para que Usted no tenga que inclinar el tronco hacia delante. Lo ideal sería que el plato de comida llegara hasta nosotros, en lugar de al revés, aunque ello esté mal visto.
2. Los antebrazos deben reposar suavemente sobre la mesa.
3. Acérquese lo suficiente a la mesa.

4. Deje sus piernas quietas, sin cruzar ni recogerlas hacia atrás.
5. Por supuesto, aflójese el cinturón o cualquier otra prenda que le pueda oprimir, entre ellas el cuello de la camisa. Por cuestiones de educación procure hacerlo antes de sentarse a la mesa.
6. De vez en cuando eche sus hombros hacia atrás para relajarse.
7. Mueva de vez en cuando los pies para que no se le duerman.
8. Coma despacio.
9. Puede hablar o ver la televisión si es su deseo. En principio y a menos que lo que oiga sea irritante, no le perjudicará.
10. De vez en cuando haga ejercicios con el abdomen para facilitar los movimientos peristálticos y acelerar la digestión. Todo ello, por supuesto, con la discreción necesaria.
11. Entre plato y plato no dude en respirar suavemente. Nadie lo percibirá salvo Usted mismo.

YOGA

Es la terapia relajante más difundida en el mundo entero y una de las pocas que ha conseguido permanecer año tras año. Aunque en la actualidad está bastante desplazada por las especialidades que potencian el cuerpo como el aeróbic, el culturismo o la gimnasia sueca de mantenimiento, consigue tener su hueco en todos los gimnasios gracias precisamente a su gran diferencia con todo lo conocido.

Desarrollada en un país eminentemente pobre como es la India, pero en la cual las creencias religiosas son mucho más firmes que en Occidente, el Yoga fue en principio una forma corporal de meditar, más que una terapia para el cuerpo. Con el paso de los años los grandes Yoghis descubrieron nuevas aplicaciones y observaron que determinadas posturas, torsiones y estiramientos, conseguían mejorar también la salud.

Cuando los primeros maestros de Yoga llegaron a occidente encontraron gran rechazo por las personas, acostumbradas a mejorar su salud mediante ejercicios activos, no entendiendo que adoptando una postura durante varios minutos se pudiera mejorar algo más que el carácter. También hubo otro problema adicional y es que esta gimnasia estaba elaborada para el cuerpo de los habitantes de la India, delgados, poco musculosos, cerebralmente poco inquietos y dotados de gran elasticidad. Lo que en un principio se pregonaba como magnífico tratamiento para el cuerpo y la mente terminaba siendo una tortura para sus practicantes, además de algo soporífero que inducía más al sueño que a la meditación.

Con el paso de los años las cosas alcanzaron su punto medio y al menos un asunto quedó claro: el Yoga no era apto para todo el mundo, como tampoco lo son la mayoría de las gimnasias. Cada cual debe elegir aquella modalidad que encaje en su mente y cuerpo, siendo el Yoga una buena opción.

Finalidad

La palabra Yoga quiere decir unión, ya sea entre nuestra alma y Dios, o entre nuestro cuerpo y la mente. También hay quien prefiere considerarlo como la unión de nuestra personalidad oculta con la superficial, el consciente con el inconsciente. De ser así, mediante su práctica conseguiremos llegar a las enormes energías que parece ser que fluyen en nuestro interior y que los chinos describen como CHI, las cuales solamente podemos movilizar mediante prácticas muy complejas de meditación y relajación.

Sus practicantes dicen que se puede incluso mejorar nuestra percepción extrasensorial, la telepatía, la comunicación con los muertos, el control sobre el dolor y las emociones, la capacidad artística, las aptitudes para la metafísica, las elucubraciones y hasta la comprensión perfecta de los tratados filosóficos de la antigüedad. Por supuesto, también mejoraremos nuestra capacidad para comunicarnos con Dios.

En el aspecto más real o más tangible, la práctica del Yoga nos puede proporcionar una mayor calma espiritual en momentos de tensión, un mejor control de nuestras emociones, cierta bondad exterior para con los demás y una visión más profunda y clara de los problemas. En su contra y según la opinión de algunos practicantes desengañados, el Yoga es tan tremendamente pasivo que no encaja en nuestra vida moderna, nos deja demasiado relajados, es tremendamente aburrido, el cuerpo duele enormemente con algunas posturas especialmente complicadas y proporciona una aureola de santidad a los maestros que no corresponde con el fondo de su carácter.

Pero si usted está decidido a emprender esta interesante gimnasia oriental no se deje influenciar por las opiniones negativas de sus detractores y piense que quizás esa mala impresión se deba a que no sabían ejercitarla o que tuvieron un mal maestro. Acuda, por tanto, sin miedo alguno a un gimnasio reconocido y piense solamente en los beneficios que lógicamente tiene que lograr.

Unión cuerpo-mente

Es una incógnita la dualidad que existe entre nuestro cuerpo y nuestra mente, ya que parece que ambos están en continua oposición o al menos son independientes. Lo que uno necesita parece que el otro lo niega o aborrece. Mientras que el cuerpo nos demanda una serie de necesidades y apetitos puramente básicos o esenciales, la mente se ocupa de frenar nuestros impulsos y nos crea numerosos sentimientos que nos dejan perplejos. Nos crea la conciencia, los remordimientos, la tristeza, la sensación de soledad, la solidaridad, el amor por el prójimo, el respeto al débil y una serie interminable de sentimientos que, en principio, están en oposición a las necesidades del cuerpo. Este, con un comportamiento similar a cualquier otra especie, necesita sobrevivir y para ello no le importa quitar el alimento a otra persona, puede que matar tampoco le resulte desagradable, le encanta aparearse con toda hembra que se ponga a su alcance y defender su territorio se convierte en una necesidad primaria. Afortunadamente y como ya hemos dicho, la mente se encarga de controlar todo ello y hacernos un poco (solamente un poco), más humanos.

Nuestros deseos corporales son inestables y lo que hoy se nos antoja maravilloso mañana es desagradable y en este vaivén emocional gastamos un caudal enorme de energía, lo que nos conduce a fuertes tensiones y una pérdida del rendimiento muy significativa. Con esto nuestra vida se nos malogra, la desperdiciamos y es posible que cuando queramos rectificar ya estemos con un pie en la tumba.

Según los expertos, es en esta dualidad entre el cuerpo y la mente donde radican la mayoría de los trastornos del carácter, la ansiedad, el estrés, la apatía, la agresividad y la intolerancia. En la medida en que nuestra parte exterior, nuestras necesidades básicas, estén complementadas con nuestras facultades interiores y podamos potenciar la energía interna, llegaremos a un estado de conciencia y equilibrio tan perfecto que nos sentiremos unas personas distintas, más felices y por supuesto menos estresadas. Y todo ello se puede lograr sin grandes sacrificios, sin esfuerzos físicos, de una manera fácil, en solitario o en comunidad; todo, gracias a la práctica del Yoga.

Esta gimnasia hindú pretende ir más lejos aún, ya que trata de unificar el espíritu, el intelecto y el cuerpo. Mientras que el cuerpo es el que nos mueve nuestra capacidad de supervivencia y nos fuerza a la reproducción, la mente nos hace que estemos felices en este mundo o nos traiciona haciéndonos desgraciados. Como colofón, el espíritu es lo que nos diferencia de los animales, lo que según los creyentes nos acerca a Dios, a la otra vida y nos da un rayo de esperanza para esa utopía que se llama eternidad. Pues en la medida en que potenciemos las facultades internas y hagamos menos caso de las necesidades corporales, así podremos alcanzar la felicidad.

Filosofía o gimnasia

Pero no se asuste el lector ante tanta filosofía, ya que lógicamente lo único que pretenden la mayoría de las personas que hacen Yoga es realizar un método de gimnasia diferente que les relaje lo suficiente para seguir en esta complicada sociedad en que vivimos. Si conseguimos encontrar ese alma mítica, reencontrarnos con Dios o entender el sentido de la vida, pues miel sobre hojuelas, pero debe quedar claro que la práctica del Yoga puede ser tan sencilla o complicada como nosotros queramos y no implica convertirse en un devoto de Buda, basta con admitir que tenemos mente y cuerpo.

 Si lo entendemos así conseguiremos sobrepasar las limitaciones que nos impiden mejorar nuestras propias facultades espirituales y conseguir mejorar nuestro cuerpo a través de la mente, y viceversa.

Pero una cosa que debemos tener claro antes de empezar es que no hay una unificación de criterios en cuanto a los modos de lograr ese perfeccionamiento, ya que aunque las posturas básicas sean iguales para todos, los modos de conseguirlas, el tiempo y las reflexiones espirituales son muy individuales y cada instructor nos puede guiar según sus propias experiencias. Nada que objetar a ello siempre y cuando no las entendamos como algo inmutable, dogmático, sino solamente como una guía. Encontraremos instructores muy fieles a la doctrina cristiana, mientras que otros habrán renegado de ella en favor de la budista y ambos querrán que nosotros admitamos su teoría en detrimento de las otras.

Con frecuencia los occidentales tendemos a magnificar las teorías hindúes y sentimos admiración por todo lo que provenga del monte Everest, del Dalai Lama y de la filosofía zen. Con el tiempo y si tenemos una mente abierta a todas las filosofías, nos daremos cuenta que no hay una verdad absoluta y que durante el transcurso de los tiempos existieron multitud de grandes filósofos y profetas que tenían mucha razón en su concepción de la bondad humana. No existe pues una verdad y muchas grandes mentiras, sino muchas maneras de encontrar la paz y el bienestar espiritual. Por tanto, cuando practiques Yoga no creas que tienes la obligación de aceptar como infalibles las doctrinas yoghis ni a considerar un santurrón a todo el que haya estado en el Himalaya.

MODALIDADES DE YOGA

Aunque la palabra Yoga pueda hacernos creer en un tipo de gimnasia curativa o meditación, lo cierto es que bajo ese nombre se engloban la mayoría de las filosofías orientales y antes de elegir una deberás saber con certeza qué es lo que te ofrece cada
Estas son las más populares:

- HATHA YOGA: es la gimnasia yoga propiamente dicha y la que emplea los movimientos y posturas corporales como medio para perfeccionar la mente.
- KARMA YOGA: hace énfasis en nuestro potencial externo, nuestras actividades, para mejorar nuestra capacidad de trabajo y relación social. Tener buen "karma" quiere decir que

nuestra vida futura será placentera y feliz, en contraposición a quienes han llevado una vida desordenada que serán condenados a una existencia tenebrosa en el otro mundo. Es el equivalente a la doctrina cristiana.

- RAJA YOGA: potencia las cualidades internas energéticas, el CHI, así como el desarrollo de la actividad mental. Es similar a otras terapias chinas y japonesas desarrolladas a través de las artes marciales.

- MANTRA YOGA: emplea los sonidos, junto con ciertas posiciones en los dedos de las manos, para mejorar y potenciar la salud, la intuición y la integración con la naturaleza. Se utiliza frecuentemente con la práctica del Ninjutsu y se piensa que nos da un estado superior de la conciencia y las facultades físicas. Cada Mantra nos proporciona un beneficio a nosotros mismos, aunque también nos servirá para ayudar a los demás.

Requisitos para un mejor aprovechamiento del Yoga

Indudablemente, no podremos obtener todos los beneficios del Yoga si solamente lo consideramos como una gimnasia oriental, algo sofisticada y mística, pero simplemente una gimnasia más. Las siguientes indicaciones serán, pues, complementos indispensables para mejorar con profundidad nuestro cuerpo y mente mediante la práctica del Yoga:

- *Abstinencias*: habrá que evitar cualquier actitud violenta, agresiva, mentirosa, ambiciosa hacia los demás, manteniendo una vida sexual monógama.
- *Pautas religiosas*: es el momento de ponernos en paz con nuestro dios y volver a los mandamientos de la religión que nos inculcaron de pequeños.
- *Posiciones:* en Yoga se denominan Asanas y son las tradicionales posturas que tanto hemos visto y que debemos adoptar en nuestras clases. Deberán ser estables, cómodas, placenteras, relajantes y curativas. Una vez dominadas físicamente es el momento de empezar a trabajar la mente, no antes.
- *Respiración:* la forma de respirar correcta deberá formar parte desde entonces de nuestros hábitos de vida saludables y por supuesto de una manera más intensa durante la práctica de los Asanas.
- *Concentración:* la mente no puede estar ausente durante los ejercicios y uniendo ambos podremos mejorar sensiblemente nuestras cualidades intelectuales. Durante los Asanas hay que procurar aislarse totalmente del mundo externo, hasta el punto de no escuchar lo que ocurre a nuestro alrededor.

- *Meditación:* la diferencia con el estado anterior es que ahora no pensamos en nuestro cuerpo sino en nuestro papel en el mundo. Analizamos el misterio de la existencia y la razón de vivir.
- *Unión:* una vez comprendidas y analizadas todas las conclusiones anteriores deberemos unirlas para lograr así ese estado superior que hemos pretendido con la práctica del Yoga.

Beneficios

Aunque la mayoría de la gente considera el Yoga solamente como un ejercicio de relajación, lo cierto es que sus utilidades son mucho mayores y pueden abarcar campos terapéuticos en principio muy intensos. De una manera resumida y aunque posteriormente matizaremos sus utilidades, el Yoga nos puede proporcionar lo siguiente:

1. Un mejor estado de salud en general, incluso en aquellos casos en los cuales la medicina química ha fracasado.
2. Un binomio del cuerpo y la mente mucho más completo que cuando no potenciamos esta dualidad.
3. Posibilidad de llegar a estados de conciencia y del subconsciente muy superiores.
4. Mejor comprensión de las creencias religiosas.
5. Mejor entendimiento del destino y de nuestra misión en este mundo.
6. Menor dependencia de las apetencias humanas.

7. Un dominio más completo sobre nuestras propias emociones.
8. Corrección de nuestros problemas emocionales y de conducta.
9. Aumento de nuestra capacidad de concentración y aislamiento del entorno.
10. Mejor dominio sobre nuestras funciones físicas autónomas, como la respiración, los movimientos intestinales y el ritmo cardiaco.
11. Aumento de nuestra energía sin desgaste energético.
12. Mejor aprovechamiento de los momentos de reposo.
13. Aumento de nuestra percepción extrasensorial.
14. Aumento de nuestra productividad y eficacia en el trabajo.

Si consideramos la enfermedad como una respuesta a nuestra personalidad, a nuestros hábitos de vida y a la existencia de elementos hostiles en nuestro entorno, cualquier tratamiento curativo debería ir dirigido a los tres frentes si se quiere restablecerse la salud de una manera global y definitiva.

El síntoma es pues la voz de alarma, no la enfermedad misma ni algo a tratar; solamente hay que tenerlo en cuenta. Lo que no debemos olvidar es que en la misma medida en que nosotros somos los causantes de nuestra enfermedad, así tendremos que solucionarla, sin ayuda exterior. No es que debamos soportar el castigo por nuestra mala conducta en cuanto a salud se refiere, sino que si la causa reside en nosotros a nosotros nos compete solucionarla. Acudiendo al médico nos convertimos en elementos de pasivos, delegando en otra persona la responsabilidad que es solamente nuestra y haciéndole que solucione nuestros errores.

Cuando los primeros síntomas de la enfermedad se manifiestan en nosotros disminuye al mismo tiempo nuestro equilibrio orgánico, perdemos eficacia en nuestro trabajo, nos ponemos en tensión y percibimos ya que hemos perdido la salud. Si no ponemos los medios adecuados para curarnos nuestro organismo empieza a luchar por superar el mal paralizando unas funciones y aumentando otras. Es normal que aumenten las pulsaciones, la fiebre, el sudor o la velocidad de sedimentación, por ejemplo, mientras que disminuyen nuestras fuerzas, tenemos sueño y nos baja la tensión arterial. El equilibrio orgánico debe sacrificar las funciones no esenciales para mantener las primarias.

Pero si la enfermedad no se resuelve a pesar de las medidas defensivas, se produce una pérdida del equilibrio orgánico, la enfermedad se declara brutalmente y en ese momento la persona es consciente ya de la menor o mayor gravedad, al mismo tiempo que su sistema emocional también se resiente.

La práctica cotidiana del Yoga trata de tranquilizar a la mente en esos momentos delicados, al mismo tiempo que eleva el tono vital y corrige el déficit energético global de la persona. Este intento de restaurar el equilibrio no se traduce en una curación sencilla de la enfermedad (por desgracia no es tan fácil curarse), sino en la restauración del equilibrio entre el cuerpo y la mente para que así la energía siga fluyendo y las defensas puedan operar sin ningún bloqueo. En el supuesto de que el trastorno no sea grave ni antiguo se puede curar rápidamente sin ayuda de medicamentos y si es más grave indudablemente será de gran ayuda.

En otro apartado veremos también de una manera más directa aquellas posturas y modos de respirar que ayudan a cada órgano en concreto, con lo cual la curación será más fácil.

Cómo llegar a una relajación adecuada

Es prácticamente imposible que durante las primeras horas de práctica podamos encontrar ese estado de bienestar que buscamos. Las mismas posturas que a los veteranos le son sumamente fáciles de asimilar, se nos hacen imposibles y hasta dolorosas los primeros días, especialmente cuando debemos estar inmóviles durante algunos minutos. En el mismo sentido, también nos será difícil conseguir aislarnos del entorno y concentrarnos exclusivamente en nosotros mismos, en nuestro interior, hasta el punto en que logremos dejar nuestras preocupaciones fuera de nuestro consciente.

Por ello debemos ser conscientes de que la consecución de una mejora física y psíquica lleva su tiempo y no debemos desilusionarnos con las primeras sesiones. Las enfermedades propias o cualquier malestar que llevemos al gimnasio es posible que se agudicen los primeros días y que nos impida relajarnos lo suficiente. Afortunadamente, con el paso del tiempo nuestra salud corporal irá mejorando, podremos relajarnos mejor y esa misma relajación nos hará mejorar la salud. Un círculo vicioso que nos beneficiará.

Es importante que nos sintamos cómodos con nuestro vestido, con la temperatura exterior, con nuestros compañeros si los hubiera y por supuesto con el instructor. Cualquier molestia o disconformidad debe corregirse de inmediato, ya que no hemos iniciado la práctica del Yoga para sufrir sino para ganar bienestar. Dejemos el sufrimiento para quienes entienden deporte con agotamiento.

Los primeros días será difícil que consigamos dejar a un lado los problemas personales, especialmente porque la aptitud de silencio y reflexión nos inclinarán precisamente a ello, a que nos concentremos en el análisis de nuestra situación personal. Pero ahora lo que estamos haciendo no son ejercicios espirituales ni una terapia para mejorar nuestra relación social, sino una forma de mejorar nosotros mismos, ya que se supone que hemos acudido al Yoga porque necesitamos mejorar. Una vez logrado esto es cuando podemos pensar en ayudar a los demás.

En la medida en que aprendemos a relajarnos conseguiremos aislarnos de nuestro consciente, de nuestro entorno, y habremos entrado en un mundo personal intenso y placentero. Es como si dejáramos nuestros problemas aparcados en el exterior y pudiéramos concentrarnos en nuestro interior de modo exclusivo.

ASANA o postura

Constituyen la parte más llamativa del Yoga. Son las posiciones o posturas corporales que deberemos adoptar para realizar la relajación, aunque también se denominan igual a los movimientos intermedios que hay que realizar para cambiar de posición, los cuales tienen una importancia igual a la posición misma.

Sus efectos abarcan a todo el sistema orgánico, del siguiente modo:

- Separa el cuerpo de la mente de ciertas corrientes internas energéticas que están a nuestro alrededor, tanto terrestres, como aéreas o cósmicas, modificando su influencia para así poder concentrarnos mejor y más intensamente.
- Contrae o relaja los músculos, distiende los ligamentos y tendones, moviliza las articulaciones y elimina residuos acumulados que limitan nuestros movimientos.
- Nos integra en el movimiento universal y nos hace girar al mismo tiempo, con lo cual podemos aprovechar todas las fuerzas etéreas del universo.

- Moviliza los vasos sanguíneos y les libera de obstrucciones grasas.
- Ayuda a profundizar en nuestra conciencia y subconsciente, permitiéndonos entender mejor nuestra psiquis y ampliar nuestro conocimiento del ser humano.
- Produce un efecto mecánico, directo, sobre las vísceras al mismo tiempo que estimula o frena la acción de las glándulas endocrinas.
- Tiene un efecto de masaje general que actúa tanto en profundidad como en la superficie, pero sin generar calor.
- Estimula la producción de la energía interna y libera los canales energéticos bloqueados.
- Mejora la función respiratoria y, por tanto, la utilización del oxígeno.
- Mejora la función de las conexiones y terminaciones nerviosas, aumentando la sensibilidad y conductividad.
- Nos mantiene en una alerta mental óptima.
- Moviliza músculos olvidados o atrofiados.
- Mejora las funciones digestivas y favorece el peristaltismo intestinal.

Requisitos para una correcta ejecución de los Asanas:

Es muy importante recordar que:

1. Los cambios de postura deben hacerse con suma lentitud. Ello nos permite coordinar mejor el

cuerpo y concentrarnos en lograr una posición adecuada, al mismo tiempo que nuestra mente siente cada movimiento que se realiza en nuestro interior y le ayuda a efectuarlo. Será, en definitiva, la mente quien controle y realice las posturas, permitiendo contraer o relajar a voluntad cada parte corporal que estamos movilizando.

2. No hay que sentir dolor alguno ni al movernos ni al adoptar una determinada postura. Si en los comienzos de la práctica del Yoga sentimos dolor con alguna postura, o con todas, y permanecer quietos varios minutos nos supone un sufrimiento más que un placer, no debemos insistir y debemos dar tiempo al tiempo. De todas maneras y aunque el asesoramiento de un profesor es necesario, en ocasiones se convierte en algo perjudicial si tratamos de imitarle. El instructor, con su cuerpo ya elaborado y su gran práctica, adoptará posturas que nos gustaría copiar, pero que serán totalmente inadecuadas para nosotros. El Yoga no es una terapia de competición, ni para realizarse fotografías espectaculares, ni nada que debamos realizar para impresionar a la gente. Es algo totalmente individual, no imitativo, ni rígido. Por tanto, nuestro progreso lo lograremos sin compararnos con nadie.

3. La duración de los Asanas depende de nosotros, del día y de lo que pretendamos lograr. Dependiendo del beneficio que queramos lograr o la parte orgánica en la cual queramos influir,

así deberá ser el tiempo empleado. Dado que no es frecuente realizar un Asana más de una vez por sesión, lo mejor es emplear el tiempo adecuado, ni más ni menos. Una hora de postura no tiene porqué ser mejor que diez minutos y todo depende de nosotros y por ello del estado fisiológico y mental de ese día. Con el paso de las semanas veremos que podemos prolongar con facilidad el tiempo de permanencia en una postura concreta. Pero no confunda el ponerse serio, con los ojos cerrados, en una postura Yogui, con la llegada a mundos o paraísos maravillosos. Detrás de algunos "meditadores" solamente hay grandes tontos que engañan y se engañan a sí mismos.

4. El esfuerzo o el gasto de energía se consideran perjudiciales. Olvídese de esas gimnasias mediante las cuales se logra la fortaleza a cambio de un gran gasto energético. No son mejores ni peores para lograr bienestar, pero sí distintas. Usted está entrando en un mundo nuevo y no debe establecer comparaciones.

5. Hay que mantener en todo momento una relajación total, la respiración controlada y una actitud mental adecuada a la postura elegida. Como veremos a continuación, cada posición requiere un estado metal adecuado y concreto, un estado de conciencia que habremos asimilado con la experiencia. Se trataría de expresar nuestro interior a través de nuestro cuerpo, más que de realizar determinadas posturas físicas.

Eso corresponde a la gimnasia occidental, no al Yoga.

6. No debe olvidar que el Yoga fue inventado por habitantes de la India, una nación que tiene unas características climáticas y topográficas diferentes a nuestro país. Además, fue desarrollado precisamente por personas con poco medios económicos, que disponían de una alimentación deficitaria en proteínas, viviendas insalubres y con trabajos esporádicos. Ello les condicionó a elaborar una gimnasia curativa y meditativa adecuada a ellos, a sus problemas y circunstancias, así como a su constitución física. No trate de imitarles o de sentirse influido por esas posiciones que suelen verse en fotografías hindúes. Ni Usted ni ellos son superiores, pero sí distintos. No les ponga en un pedestal cada vez que tenga a un maestro delante de sí y trate simplemente de aprovechar sus conocimientos y experiencias para mejorar su calidad de vida. Tampoco magnifique a los occidentales que hayan seguido cursillos acelerados en la India, hasta el punto de creer que tiene delante de Usted un privilegiado o a la reencarnación de Buda. En resumen: es Usted un practicante de Yoga, un aprendiz, pero no un ser inferior.

PRINCIPALES ASANAS

- **Salutación al sol:**

Se realiza obviamente por la mañana, cuando sale el sol, y se considera una postura de preparación para las siguientes, una introducción al Yoga.

Realización:

1- En pie, cuerpo erguido, piernas juntas y las manos juntas al nivel del pecho en actitud de rezo. 2- Las manos se elevan lentamente al mismo tiempo que se realiza una inspiración profunda. 3- Inclinación hacia delante hasta tratar de tocar el suelo con la palma de las manos. 4- Ponga la pierna derecha atrás apóyese sobre las manos y pie izquierdo, manteniendo la cabeza alta y mirando al frente. 5- Retire la pierna izquierda atrás para ponerla al nivel de la derecha y forme con el cuerpo una Uve, mientras retiene el aire. 6- Doble los brazos, túmbese en el suelo pero levante entonces el tronco sin que las piernas se separen del suelo. Realice después los movimientos 5, 4, 3,2 y 1, en este orden.

- **Postura diamantina:**

La vemos habitualmente en las clases de artes marciales y es una de las posiciones más básicas y fáciles de entender, aunque la mayoría de las personas no pueden efectuarla los primeros días a causa de la fuerte flexión de los pies.

Realización:

1- Arrodillados, apoyando totalmente toda la pantorrilla y el empeine en el suelo, tratando de que se toquen los dedos de los pies. 2- Los glúteos hay que apoyarlos sobre los pies y los muslos en las pantorrillas, mientras que todo el tronco y la cabeza están erguidos.

Beneficios:

Para aliviar ciática y mejorar la elasticidad de los ligamentos de las piernas y los músculos del muslo.

- **Postura del loto:**

Es una de las más clásicas para la meditación y una de las que primero se aprenden. Nos sirve de introducción para las demás y como posición para la meditación ya que es quizá la más adecuada para aislarnos del entorno. Si la postura es confortable podremos meditar así varias horas.

Realización:

1- Sentados, con las piernas extendidas y juntas. 2- Doblamos la derecha y colocamos el pie sobre el muslo, bien cerca del abdomen. 3- Doblamos la pierna izquierda y colocamos el pie sobre el muslo derecho. 4- La espalda recta y las manos apoyadas en la rodilla con los dedos índice y pulgar tocándose en las yemas, mientras que los demás están extendidos.

Beneficios:

Favorece la irrigación sanguínea en la pelvis y la secreción de hormonas sexuales. Estabiliza las emociones y la actividad mental, así como invita a la meditación.

- **Postura de todo el cuerpo:**

Se considera un asana fundamental, aunque no es fácil ejecutarlo correctamente al principio y existe cierta aprensión a efectuarlo.

Realización:

1- Nos ponemos en el suelo boca arriba con los brazos extendidos. 2- Levantamos las piernas hacia arriba tratando de que formen un ángulo recto con el tronco. 3- Con ayuda de las manos, vamos elevando poco a poco el tronco, manteniéndolo recto con las piernas. Las manos ya en las caderas para sujetar el cuerpo. 4- El cuerpo se apoyará finalmente en los hombros y los codos, con el mentón apoyado en el pecho. 5- La respiración abdominal.

Beneficios:

Si evitamos que duela la zona cervical, lo que indicaría que debemos modificar la posición o abandonarla, aliviaremos la circulación de retorno, mejoraremos la flexibilidad de las vértebras cervicales y quitaremos tensiones a los músculos del cuello. A nivel general, regenera todo el organismo, alivia rápidamente el cansancio, facilita la circulación cardiaca, las funciones intestinales, y estimula la función del tiroides.

Nos ayuda a controlar los impulsos sexuales, es muy energética y potencia la memoria.

- **Postura de la cobra:**

Trata de imitar la posición de una serpiente cobra cuando ataca. Se trata de un asana de las más cómodas y fáciles de aprender. Hay que mantener la concentración en las vértebras de la espalda a medida en que nos vamos doblando y la duración puede ser entre cinco a sesenta segundos.

Realización:

1- Nos ponemos en el suelo boca abajo con las manos a la altura de las axilas. 2- Inspiramos y levantamos primero la cabeza, después el tronco y afianzamos el movimiento empujando también con las manos. 3- espiramos y forzamos un poco más la posición. 4- Finalizamos haciendo el movimiento a la inversa.

Beneficios:

Proporciona flexibilidad a la columna vertebral y al sistema nervioso. Estimula la función renal, mejora las funciones gastrointestinales y corrige la obesidad. A nivel afectivo mejora la confianza en uno mismo.

- **Postura del arco:**

Hay que tratar de imitar la posición de un arco tensado. Al principio cuesta mucho doblar los muslos para poderse coger los pies con las manos, pudiéndose facilitar separando las piernas o solicitando la ayuda de un compañero.

Realización:

1- Tumbados boca abajo sobre el suelo. 2- Doble las piernas y trata de cogerlas por los tobillos. 3- Inspire y levante el tronco, tirando ahora con más fuerza de sus piernas. 4- Repita tres veces.

Beneficios:

Positivo para mejorar la columna vertebral. Estimula la glándula tiroides y da energía al carácter y la mente.

- **Postura de la torsión**:

Aparentemente parece una postura sumamente complicada de poner y hasta dolorosa. Sin embargo, el secreto estriba en hacerla paso a paso.

Realización:

1- Sentados en el suelo con las piernas juntas, recogemos la derecha de manera que la montemos por encima del muslo izquierdo mientras que la rodilla y el muslo lo acercamos al pecho. 2- Giramos la cabeza y la columna hacia el lado derecho. 3- El brazo derecho hacia atrás y lo apoyamos en el suelo, mientras que el izquierdo lo ponemos delante de la rodilla derecha para apretarla hacia atrás.

Beneficios:

Postura que beneficia a los riñones gracias a la torsión extrema de la columna. Aumenta la circulación sanguínea en las vértebras y nervios espinales, lo que proporciona efectos rejuvenecedores, confianza en sí mismo y constancia.

- **Postura del arado:**

Como su nombre indica, la posición tiene alguna semejanza con un arado antiguo. La posición la debemos mantener unos quince segundos.

Realización:

1- Nos ponemos tumbados boca arriba en el suelo con los brazos extendidos. 2- Elevamos las piernas lentamente. 3- Cuando estén arriba vamos doblando la columna hacia atrás hasta conseguir que los pies toquen el suelo en el lado contrario a donde tenemos las manos. 4- Las piernas bien rectas y el apoyo lo realizamos sobre las vértebras cervicales.

Beneficios:

Si la efectuamos con lentitud y sin rigideces, al mismo tiempo que respiramos lentamente, conseguiremos tonificar la médula ósea y los nervios que parten de ella, lo que aumentará la irrigación sanguínea a las vísceras abdominales. Mejora la menstruación, el psiquismo, la circulación cerebral y el dominio de sí mismo.

La respiración o PRANAYAMA

Nadie se ha podido explicar aún el porqué cuando estamos en el seno materno respiramos en un medio líquido e inmediatamente que nacemos pasamos a respirar aire sin ningún problema, olvidándonos totalmente de nuestra capacidad anterior de respirar fluidos. A partir de entonces, el aire constituye la parte más esencial de la existencia y sin él no sobrevivimos más allá de diez minutos y eso en los mejores casos.

Sin embargo, pocas personas se preocupan de respirar correctamente ni de utilizar la respiración como método de salud o relajación. Controlando nuestro modo y tiempo de respirar podremos conseguir tanto mejorar nuestro carácter como nuestro cuerpo. Mientras que una respiración agitada nos predispone a la agresividad y la ansiedad, un ritmo lento y profundo nos relaja y facilita nuestra relación con los demás.

Puesto que mediante la respiración podemos controlar parcialmente nuestras emociones y contando, además, con la ventaja de lo sumamente fácil que es respirar adecuadamente, nada mejor que utilizar los métodos yoghis del Pranayama para mejorar nuestra salud. Con ella conseguiremos una mejor energía y una revitalización de nuestras facultades ya que esta técnica provoca el desarrollo de las facultades internas que pueden permanecer ignoradas.

Estos son los efectos de la respiración autónoma que todos efectuamos de manera inconsciente:

- Transporte dentro del organismo del oxígeno y el anhídrido carbónico.
- Intercambio de los gases en los alveolos pulmonares.
- Masaje continuado y rítmico sobre el corazón y las vísceras abdominales.
- Conversión de la sangre venosa en arterial.
- Regulación del equilibrio ácido-base.
- Suministro de la energía a todo el organismo.

La ventaja que proporciona esta técnica respiratoria es que permite utilizar los pulmones al máximo de su capacidad, lo que unido a las posiciones o Asanas conseguiremos un efecto terapéutico muy intenso. Junto a una mayor captación y aprovechamiento del oxígeno conseguiremos una mayor amplitud en la caja torácica, una mayor resistencia al ejercicio continuado y una disminución de las enfermedades broncopulmonares. La facilidad con la cual podemos eliminar las mucosidades acumuladas nos permitirán resistir mucho mejor los meses invernales y vaciar plenamente los pulmones de anhídrido carbónico, eliminando totalmente el aire residual y permitiendo que entre mucha mayor cantidad de oxígeno.

Los primeros efectos son un aumento del calor corporal, mayor cantidad de sudor y una mayor acidosis respiratoria que provocará una relajación óptima gracias a la puesta en marcha de los mecanismos de autorregulación del pH.

Otros efectos:

- Masaje en los pulmones y el corazón.
- Masaje en el diafragma.
- Aumento de la presión venosa en la parte superior.
- Mejor irrigación cerebral.
- Descompresión cerebral aumentada en la espiración.
- Masaje en las estructuras craneales.
- Eliminación de miedos y angustias.
- Moderación de la agresividad y la competividad.
- Eliminación de las tensiones musculares y contracturas.
- Corrección del egocentrismo.

Diferentes tipos de respiración:

1. Según su frecuencia, puede ser lenta (genera reposo y calma, aunque no es apta para estudiar), rápida (aumenta sensiblemente la cantidad de oxígeno y suele dar hiperventilación), rítmica (cuando la mente y el cuerpo trabajan juntos) o irregular (suele ocurrir en la enfermedades o problemas emocionales.)
2. Según el volumen desplazado, superficial (se realiza inconscientemente) o profunda (hay que aprenderla y mejora todo nuestro organismo.)

3. Por el tiempo o las fases será inhalante (proporciona seguridad), exhalante (facilita las relaciones humanas), o suspendida (se emplea mucho en el Yoga por la estabilidad emocional que produce.)
4. Según la región empleada será abdominal (emplea la zona baja pulmonar y gracias al diafragma permite mayor captación de aire), clavicular (permite poca entrada de aire y es frecuente en las mujeres, ansiosos y enfermos graves), costal (se utiliza la zona media pulmonar) o completa (combina todas las anteriores.)
5. Por la polaridad, negativa (lunar) o solar (positiva.) Depende de la fosa nasal por la cual se inspira. La derecha canaliza lo positivo y va directa a la columna vertebral, mientras que la izquierda es la fase negativa que mejora la nutrición.

Algunos aspectos prácticos de la respiración:

Si queremos...

- Aumentar la energía y participar en proyectos conjuntos, haremos respiración completa.
- Si vamos a realizar algún deporte o esfuerzo físico, haremos completa pero muy tensa.
- Si queremos preservar nuestra intimidad, será superficial.

- Cuando presintamos un peligro y queramos defendernos, efectuaremos respiraciones violentas.
- Si queremos relajarnos y ser generosos, efectuaremos respiración completa pero sin esfuerzo.
- Cuando queramos protestar de una injusticia efectuaremos respiraciones fuertes.
- Si deseamos concentrarnos o ahorrar energía, retendremos la respiración.
- Si vamos a escuchar los razonamientos de alguien mantendremos la respiración de manera suave.
- Cuando deseemos estar simplemente en el mundo social la respiración será completa pero sin esfuerzo.
- Si deseamos potenciar nuestro Yo, retendremos el aire suavemente.
- Cuando tengamos que otorgar favores o beneficios, soltaremos el aire.
- Si tenemos miedo o dudas, inspiraremos completamente de manera forzada.
- Cuando pensemos que vamos a realizar un fuerte esfuerzo retendremos el aire con fuerza.
- Si vamos a mandar u ordenar algo a un grupo de personas, soltaremos fuertemente el aire.
- Si vamos a emprender una acción importante y no queremos equivocarnos retendremos el aire fuertemente.
- Si sospechamos que van a engañarnos espiraremos suavemente.

- Cuando necesitemos aislarnos la respiración será superficial con mantenimiento muy suave.

Algunos ejercicios prácticos de respiración

1. Sentados en el suelo, la columna recta y piernas replegadas sobre sí mismas.
2. Nos tapamos el orificio izquierdo e inhalamos profundamente con el derecho.
3. Nos tapamos ahora el derecho y expulsamos el aire por la izquierda.
4. Tomamos nuevamente aire por el mismo lado izquierdo.
5. Nos tapamos ese lado izquierdo y expulsamos el aire por el derecho.

1. Sentados en el suelo con la espalda erguida, las piernas recogidas.
2. Ponemos el abdomen en contracción, mientras que inhalamos el aire hacia las zonas costal y clavicular.
3. Nos tapamos ambos orificios de la nariz y retenemos el aire un tiempo cuatro veces superior a la inhalación.
4. Expulsamos el aire por ambos orificios durante un período doble a cuando inspiramos.

1. Tumbados boca arriba y respirar solamente con el abdomen, sin mover el pecho.

2. Respiramos ahora solamente con el pecho. Pon la mano en el abdomen para impedir que se mueva.
3. Extiende tus brazos a lo largo de los costados y espira. Sin tomar aire, presiona en el tórax y simultáneamente hincha el vientre.
4. Respira ahora alternativamente con el abdomen y el pecho.

Respiración depurativa

1. En pie, piernas separadas y manos en la espalda. Inspiramos profundamente y retenemos el aire el doble del tiempo.
2. Expulsamos el aire como si tratásemos de apagar una cerilla, sin hinchar los carrillos, y tratando de sacar totalmente el aire de los pulmones.
3. Cuando creamos que ya no nos queda más aire y antes de inspirar, sacaremos todavía el aire residual mediante una fuerte contractura abdominal.

Respiración energética

1. En pie, piernas separadas y brazos sueltos a lo largo del cuerpo.
2. Inspiramos profundamente y retenemos el aire.
3. Elevamos los brazos hacia el frente hasta que lleguen a la horizontal.
4. Cerramos las manos con fuerza y después todo el brazo con una fuerte tensión, mientras que los doblamos a la altura de las clavículas.

5. Sin aflojar la tensión los extendemos al frente de nuevo como si empujáramos una pared invisible.
6. Los retraemos con la misma tensión y los ponemos a los costados.
7. Soltamos el aire con fuerza.
8. Descansamos y respiramos con normalidad.

RELAJACIÓN GENERAL

De lo que tratamos ahora es de lograr un descanso completo en un tiempo mínimo, sea cual sea la hora del día o de la noche elegido.

Estas son algunas recomendaciones:

- Cambiar el orden de nuestro trabajo o sustituir una actividad por otra en ese momento. Como dijo alguien: "descansar es hacer algo distinto". No se trataría solamente de dejar el trabajo habitual y ponerse a leer o escuchar música, sino de pasear, estudiar o reflexionar. Por tanto, podemos sustituir una actividad física por una mental o viceversa, y también cambiar un trabajo físico por otro diferente aunque sea más intenso. Hay personas que se encuentran especialmente bien haciendo deporte en sus ratos libres, otros charlando con los compañeros y otros dejando volar la imaginación a mundos imposibles. Cualquier modo es bueno, siempre y cuando nos permita reincorporarnos de nuevo llenos de energía a nuestras labores diarias.

- Cesando progresivamente en la intensidad de nuestro trabajo habitual.
- Continuando con el trabajo pero haciendo ejercicios respiratorios adecuados.
- Planear mentalmente unas vacaciones o nuevas relaciones humanas.
- Si disponemos de un lugar tranquilo podemos efectuar unos ejercicios de relajación profunda que nos permitirá recuperar energía rápidamente. Para ello debemos relajar especialmente todos los músculos fatigados o contraídos, tratando de concentrarnos en ellos y no en nuestros problemas. La mente debe estar totalmente ausente, aunque sin perder la conciencia. Se trata de aflojar tanto los músculos que no tengamos que realizar ningún gasto energético en ellos.

Pasos a seguir para una relajación profunda:

1. Elija un lugar tranquilo, ventilado y en el que no pueda entrar nadie de improviso. Respecto al ruido, si los sonidos son familiares, bien conocidos, no hay problema porque conseguirá aislarse de ellos.
2. Póngase tumbado boca arriba, con los pies ligeramente separados, los brazos a lo largo del tronco, las manos relajadas y la cabeza suelta, inclinándose de manera natural. No ponga almohadones ni colchones debajo de su cuerpo.

3. La boca suelta, semiabierta, los ojos semicerrados y la mente concentrada en relajar el cuerpo.
4. Haga tres respiraciones profundas y completas.
5. Cada vez que saque el aire de sus pulmones afloje un músculo, hasta que haya conseguido relajar todos.
6. Concéntrese entonces en lograr no sentir ninguna parte de su cuerpo, como si su alma hubiera salido flotando de él.
7. Cuando consiga todo lo anterior sitúe su mente solamente en la respiración y trate de lograrla cada vez más lenta y profunda.
8. Si ya cree que ha conseguido dominar totalmente su cuerpo deberá ahora guiar sus pensamientos, al principio solamente observando las imágenes que acuden a su mente, sin analizarlas.
9. Ahora es el momento de vaciar sus pensamientos, de que se haga el silencio en su mente y que sus emociones no existan, ni siquiera las buenas.
10. Si ha conseguido todo lo anterior, también conseguirá aislarse tanto del exterior que ya no perciba sonido alguno y ni siquiera la luz entre en sus ojos. La oscuridad y el silencio más absoluto llegarán a Usted En ese momento y si su experiencia es muy alta conseguirá integrarse con el universo.

LA GIMNASIA CHINA

Que la gimnasia china ha tenido una gran influencia del Yoga hindú es algo que nadie duda, ya que el legendario patriarca Bodhidharma, aquel que enseñó el Kung fu a los monjes del templo Shaolín, era un practicante de ciertos métodos de respiración y de relajación procedentes de la India. Sin embargo, y aunque esta influencia es cierta, posteriormente los maestros chinos se apartaron de la mayoría de estos principios curativos y diseñaron un método para ganar salud altamente eficaz.

El paso de los años, que termina por poner a cada cosa y a cada cual en su justo sitio, dio la razón a los monjes chinos y su método denominado Gung fu o Kenpo, consiguió divulgarse en todo el mundo y en todas las épocas, siendo considerado hoy día como un modo muy elaborado no solamente de lucha, sino también terapéutico.

EL TAI CHI

Hay quien considera al Tai-chi simplemente como un Yoga en movimiento, pero la concepción misma o la finalidad de esta gimnasia china va mucho más allá que en los movimientos pasivos del Yoga. En el Tai chi se medita, pero no es un método para meditar; se establecen posturas curativas, pero no es una gimnasia para curarse de enfermedades; también se controla la respiración, aunque como un medio para conseguir mayor efectividad en los movimientos. La finalidad global del Tai chi es el individuo consigo mismo, no en relación con el Universo y por ello trata de potenciar todas las cualidades reales del ser humano, entre ellas:

- Potencia.
- Coordinación muscular.
- Elasticidad.
- Resistencia.
- Equilibrio.
- Flexibilidad.
- Capacidad de lucha.
- Control de nuestras emociones.
- Adaptación al medio.

El Tai chi y el resto de los métodos chinos de autosuficiencia no tratan de lograr un individuo pasivo, meditabundo y concentrado en sí mismo, sino alguien eficaz en la vida moderna y que sea capaz de sobrevivir con mejores medios que los demás. El practicante del Tai chi no es una persona débil ni sumisa y no acepta los designios del destino con resignación, sino con energía y lucha. Aunque no es agresivo puede repeler una agresión con eficacia si las circunstancias lo requieren. El fin del Tai chi, por tanto, es práctico y muy directo.

Orígenes

Hace 800 años, vivía en la montaña Wudang, un fabricante de licor llamado Zhang Sanfeng el cual tuvo una noche un sueño: el legendario Xuan Wu, uno de los dioses más venerados por los taoístas, le enseñaba los secretos del boxeo chino, el Gung Fu. Cierto o no, desde ese día Zhang se dedicó a popularizarlo, siendo el motivo por el cual el Tai chi ha sido considerado como un método o deporte legado por los dioses.

Sin embargo y como todas las leyendas, los historiadores tienen sus motivos para dudar de ellas y según los datos históricos disponibles parece ser que sus orígenes no son tan antiguos y los cifran hace solamente 300 años, a finales de la dinastía Ming y comienzos de la Qing. Fue en la aldea Chenjiagou, distrito de Wenxian, provincia de Henan, en la cual vivía el comandante Chen Wangting quien dirigía la guarnición del distrito de Wentian.

Durante su mandato las invasiones de las potencias extranjeras y las sublevaciones campesinas fueron un estímulo para la difusión de las artes marciales entre el pueblo, lo cual redundó en beneficio de la formación de un nuevo estilo de boxeo, ahora más suave o interno. Mientras que el viejo estilo heredado de los monjes Shaolín daba más importancia a los movimientos rápidos y a los puñetazos fuertes y vigorosos, el nuevo seguía el principio de "someter los movimientos vigorosos con los suaves, adaptar el viejo estilo propio al de los demás y así poder derribar un peso de 500 kilos con una fuerza muy pequeña".

Hablando en términos más sencillos, algunos movimientos eran energéticos mientras otros eran suaves, unos rápidos y otros lentos, y todos constituían un movimiento encadenado sin interrupción con ritmo armónico como el agua que fluye de un manantial.

En sus comienzos, este estilo recibió el nombre de "Boxeo de las tres formas", y estaba compuesto de ocho posturas básicas de las manos y cinco variables principales. Como estas series eran con frecuencia muy largas, también recibió el nombre de Changquan o "Boxeo largo". En los tratados que se conservan sobre esta forma de boxeo, se puede establecer una similitud con el contenido del Quanjin (texto del Boxeo), escrito por Qi Jiguang en 1558, un famoso general de la dinastía Ming que recopiló y ordenó 16 estilos de boxeo. Podemos considerar entonces que el Tai Chi evolucionó tras asimilar los aspectos más destacados de los sistemas de entonces.

A finales del siglo XVIII, uno de los grandes maestros en artes marciales, Wang Zongyue, hizo un resumen concienzudo de dicho estilo y habló ya de la similitud de éste con la teoría del Yin y el Yang, algo así como dos principios opuestos que existen continuamente en la naturaleza, siendo lo femenino la parte negativa y lo masculino la positiva, aunque ambos deben existir en perfecta armonía para no caer en desequilibrios.

En su obra, el boxeo chino recibió el nombre de Tai chi o Taijiquan, el mismo que hace 100 años era practicado en la provincia de Henan. En 1852, Yang Luchan fue de Hebei hasta Beijing para introducir este arte por todo el país, aunque no pudo impedir que se introdujeran diversos cambios en el estilo original. Los movimientos comenzaron a ser más relajados, suaves y parejos, alejándose cada vez más de la faceta marcial para incorporarse a la tendencia de la gimnasia terapéutica apta para toda clase de personas. Por ello, muchos movimientos de fuerza explosiva desaparecieron al igual que las pisadas fuertes. El resultado no se tardó en notar y numerosos ancianos y niños comenzaron a practicarlo, lo mismo que las mujeres. Fue durante ese período en el cual creció su valor terapéutico y la creencia de que con su práctica podía prolongarse la juventud y la vitalidad.

Este proceso de cambio derivó hacia varias escuelas diferentes, siendo la más popular de todas la Yang, creada por un tal Yang Chenfu y posteriormente su nieto, quienes elaboraron posturas más naturales, de movimientos lentos, ligeros y suaves, con un ritmo continuado y circular.

Otra escuela popular fue la que dirigió Chen, el cual no quiso establecer diferencias con el estilo original y procuró conservar todos los movimientos y principios básicos, especialmente en mezclar lo blando con lo duro, lo vigoroso con lo suave. Los movimientos seguían una trayectoria circular, sin fin, pero había también numerosos saltos y algunas manifestaciones de fuerza.

Junto a estos dos estilos nacieron otros, como el Zhong Jia que empleaba posturas más moderadas, con movimientos flexibles y muy bien coordinados y otra variante elaborada por un discípulo aventajado de esta escuela, la cual tenía unas formas muy bien codificadas, con movimientos simples, rápidos, de corto alcance, las cuales implican casi siempre abrir y cerrar los brazos. Todas estas escuelas, más la desarrollada por Sun Lutang, con movimientos muy ágiles, rápidos y gran movimiento de los pies, formaron la estructura del Tai chi, todas las cuales tenían en común una serie de factores como son:

- El cuerpo se extiende y relaja de manera natural, dando prioridad a la mejora de la flexibilidad. Cuando se ejercita, el practicante debe mantener el cuerpo recto y moverlo con naturalidad y agilidad, manteniéndose siempre en una posición firme y segura. Al dar un paso largo hay que comportarse con la misma naturalidad de un gato, y cuando la fuerza se ejerce hacia delante hay que hacerla con tanta suavidad que debe parecer como cuando se saca la seda de los capullos. Este razonamiento, un tanto florido, viene a sintetizar la forma en que hay que moverse.

- Los movimientos, al igual que las nubes del cielo, son ágiles y ligeros, aunque equilibrados y estables. El movimiento es parejo y fluido y los músculos no deben endurecerse ni ponerse rígidos.

- La respiración debe ser profunda y pareja y debe estar bien coordinada con los movimientos de abrir y cerrar los brazos y las piernas.
- La ejecución de los movimientos de flexibilidad no debe indicar debilidad o carencia de vida, sino que es importante combinar el vigor con al suavidad y ejercer la fuerza hacia delante de la manera apropiada, sin inercia ni rigidez.
- La mente debe permanecer tranquila, pero alerta y la conciencia dirigir el cuerpo. Al practicar el Tai chi es indispensable que los movimientos sean guiados por la conciencia y que haya quietud en los desplazamientos, para lo que se hace imprescindible que haya unión entre la parte mental, la respiración y los movimientos.
- Cuando se consiga un grado alto de concentración y destreza, con movimientos más seguros, se podrán regular entonces las funciones fisiológicas y mejorar la salud y la longevidad.
- Para practicar el Tai chi correctamente hay que lograr coordinar perfectamente las manos, los ojos, el cuerpo y las extremidades, utilizando la cintura y las piernas como un eje.
- Cada parte del cuerpo está en constante movimiento y los practicantes nunca deben actuar como muñecos, no olvidando nunca que los principales puntos de apoyo son las piernas y que estas están guiadas por las caderas.

- Una característica peculiar es que los desplazamientos se hacen desde una posición de semicuclillas y así hay que seguir durante todo el proceso.

El desarrollo del Tai chi en todo el mundo es tan grande que se han publicado cientos de libros en todo el mundo y lo mismo que ocurre en las plazas de China, en las cuales se pueden ver a cientos de practicantes efectuando sus movimientos antes de ir al trabajo, ya es frecuente observarlo también en las ciudades occidentales.

El estilo de gimnasia ha sido acogido con entusiasmo por médicos y personas expertas en preparación física, lo que ha motivado por parte de las autoridades chinas a la divulgación del sistema mediante libros financiados por el estado. En 1956 se publicó el primero de estos libros oficiales, en el cual se recogían 24 formas que iban desde una dificultad simple hasta una más complicada, aunque solamente se necesitan 5 minutos para completar todos los movimientos.

Todo ello, más una música elaborada expresamente para su práctica ha contribuido a su gran extensión en todo el mundo y se conocen al menos 66 formas diferentes, más complejas que las primeras, pero que se adaptan mejor a toda clase de personas.

Beneficios terapéuticos

La práctica continuada del Tai chi ha venido a demostrar que tiene una gran importancia en la prevención y curación de algunas enfermedades. Muchos especialistas consideran que es un tratamiento eficaz contra la hipertensión, las úlceras gastroduodenales, las enfermedades cardíacas, la tuberculosis pulmonar y otras dolencias.

Las explicaciones científicas que avalan estas acciones terapéuticas son reconocidas hoy por todos, especialmente desde que se demostró la importancia vital de la preparación física en la salud. Tanto es así, que en la mayoría de los hospitales chinos se emplean los ejercicios físicos como terapia adicional a los medicamentos, siendo una parte inseparable ya del tratamiento. Por ello, es indudable que el Tai chi tiene aplicaciones para el tratamiento de una gran cantidad de enfermedades.

En el libro "Canon de la Medicina", tan clásico como el "Dioscórides" en la botánica, se habla de que muchas enfermedades se originan por enfriamientos e inflamaciones, siendo conveniente por ello practicar ejercicios físicos en lugar de emplear medicamentos. Los científicos de la antigüedad, tan sabios como lo pueden ser los actuales, explicaron de una manera teórica pero muy concienzuda, los motivos por los cuales la cultura física es tan eficiente en el fortalecimiento del cuerpo y en la defensa contra la enfermedad..

Hace 1.800 años, el célebre médico chino Hua Tho, redactó una obra titulada "Juego de los cinco animales", que no era otra cosa que una recopilación de ejercicios gimnásticos basados en los movimientos naturales de los animales, tanto en defensa, como en la lucha. La teoría de este legendario médico era la siguiente: "Cuando el cuerpo humano se mueve frecuentemente la respiración se normaliza y se da impulso a la circulación de la sangre, de modo que se previenen las enfermedades. El hombre es como las bisagras de una puerta: si se abren y se cierran con frecuencia no se oxidan".

Esto nos demuestra la importancia de los deportes en la prevención y curación de las enfermedades, pero a diferencia de otras gimnasias medicinales empleadas en los hospitales, cuyo fin es mover grupos de músculos y articulaciones, el Tai chi requiere, además, una respiración profunda y regular, mover el diafragma y, más importante todavía, una concentración máxima que beneficia al sistema nervioso y da una buena base para mejorar el funcionamiento general de otros sistemas e incrementar la capacidad específica de los órganos.

Beneficios del Tai chi en los principales sistemas orgánicos:

En el sistema nervioso:
Por el desarrollo que ha logrado la fisiología en los últimos años, sobre todo los estudios que se han realizado acerca del sistema nervioso central,

estamos seguros que determina un papel importante en el funcionamiento correcto del cuerpo humano. Es bien sabido que el sistema nervioso, y en especial el cerebro, rige y controla todos los demás sistemas y órganos. Apoyado en las actividades del sistema nervioso (por medio de reacciones condicionadas y no condicionadas), el hombre se adapta a cualquier circunstancia y al cambio de ambiente; los diversos sistemas del cuerpo se unifican con las actividades orgánicas, según sus necesidades, de modo que cualquier método que pueda reforzar el papel del sistema nervioso central será saludable para el cuerpo humano.

Los beneficios del Tai chi radican en que si se practica durante un largo período, ejercerá influencias benéficas sobre el sistema nervioso central. Al iniciar la práctica de esta gimnasia es necesario concentrar toda la atención, sin emplear la fuerza. De hecho, esto constituye un factor de buen entrenamiento para las actividades cerebrales.

Al practicar la gimnasia de manera continuada, como un afluente, los ojos, la cintura, las manos y los pies, deben interrelacionarse para formar un conjunto armónico. Como algunos de los movimientos son complicados se necesita una buena capacidad de equilibrio, es decir, mientras se practican los movimientos el cerebro deberá trabajar intensamente, lo que constituye indirectamente un ejercicio para el sistema nervioso central, elevando así la capacidad intelectual, al mismo tiempo que se vigorizan los otros sistemas orgánicos.

El Tai chi es, pues, un deporte de relajación y movimiento que proporciona bienestar físico y una buena estabilidad psíquica. Muchos experimentos han demostrado que al practicar esta gimnasia, sin emplear la fuerza física, la sola influencia nerviosa produce cambios en la química y en la circulación sanguínea, así como en la expulsión del aire. Para los enfermos esto es especialmente importante porque, además de vigorizar el organismo, ayuda a mejorar la enfermedad misma.

En el sistema cardiovascular y respiratorio:
Cuando se practican movimientos de Tai chi se involucran los diversos grupos musculares y articulares al unísono con la respiración y las pulsaciones cardiacas. Por ello se fortalece la circulación de la sangre y el sistema linfático, reduciéndose al mismo tiempo cualquier bloqueo que pudiera existir.

Las contracciones y dilataciones periódicas de los músculos pueden impulsar la circulación sanguínea y ello garantiza, por tanto, la buena circulación y la presión arterial adecuada. El ejercicio respiratorio acelera la circulación sanguínea y la práctica del Tai chi demuestra que al introducir aire en el cuerpo, aumenta el volumen del tórax y, por consiguiente, la tensión interior. Como resultado de ello, baja la presión arterial de la caja torácica y se acelera la circulación. Los movimientos de este estilo exigen una relajación de los músculos del cuerpo, especialmente del cuello, los hombros y el codo, así como una combinación con la respiración.

Como resultado se regulariza la circulación sanguínea y linfática.

La práctica del Tai chi exige una respiración profunda y una concentración del aire en el hipogastrio, lo que involucra activamente al diafragma en la respiración. Las contracciones y dilataciones del diafragma y el abdomen hacen cambiar constantemente la presión en este último. En cuanto aumenta la presión, las venas de esta región introducen sangre en el ventrículo derecho y cuando disminuye la presión lo hacen en el abdomen. A su vez, el movimiento del diafragma sirve para friccionar al hígado, un remedio muy eficaz para eliminar cualquier obstrucción de la circulación sanguínea en ese órgano y mejorar su capacidad de funcionamiento. También se logran dilatar las arterias coronarias, aumentar la capacidad de los vasos capilares y reforzar el proceso de oxigenación y reducción de anhídrido carbónico en el cuerpo, de modo que se incrementa la nutrición del miocardio.

En el metabolismo:
Sabemos que el Tai chi ejerce una buena influencia en el sistema nervioso central, refuerza la circulación sanguínea, reduce las obstrucciones en arterias, mejora la digestión y estimula el metabolismo.

ALGUNOS EJERCICIOS PRÁCTICOS

Cepillar la rodilla:

1. Girar un poco el tronco hacia la izquierda, levantar la mano izquierda y mover la derecha hacia abajo. Girar el torso hacia la derecha, describir un círculo con la mano pasándola por el abdomen, hasta llegar a la altura de la oreja. Simultáneamente, mover la mano izquierda hacia arriba, abajo y ponerla en la derecha del pecho con la palma hacia abajo.
2. Girar el tronco a la izquierda, avanzar un paso izquierdo, traer la mano derecha y empujarla a la izquierda. Girar el cuerpo empujando con la palma y bajar la mano izquierda haciendo un círculo alrededor de la rodilla, para detenerla en la cadera izquierda.

Pasos hacia atrás:

1. Girar el torso hacia la derecha, volver la palma hacia arriba y bajarla luego al abdomen. Girar la mano izquierda hacia arriba y apoyar los dedos del pie izquierdo en el suelo.
2. Flexionar el brazo derecho y empujar con la palma al frente. La mano izquierda hacia atrás, cerca de la cintura. Mover lentamente el pie izquierdo, dar un paso atrás y hacer girar el cuerpo hacia la izquierda, trasladando el peso a la pierna izquierda para quedarnos frontalmente.

3. Girar el tronco a la izquierda, llevar la mano izquierda al costado y arriba hasta la oreja.
4. Repetir los movimientos, cambiando de pierna y mano.

Agarrar la cola del ave:

1. Girar el torso a la derecha, trasladar el peso a la pierna derecha y con la misma mano describir un amplio círculo horizontal. Bajarla pasándola frente al abdomen hasta las costillas y simular coger una bola con la izquierda. Pasar el peso a la pierna izquierda, poner el pie derecho junto al izquierdo con el talón levantado.
2. Repetir los movimientos por la izquierda.

El látigo:

1. Girar el torso hacia la derecha, mover la mano derecha hasta el hombro derecho. Realizar un arco con la mano izquierda pasando por el abdomen hasta llegar al hombro derecho. Pasar el peso a la pierna derecha.

Patear:

1. Cruzar las manos extendiendo la izquierda por encima de la derecha. Separarlas y haciendo un arco dirigirlas hacia abajo. Levantar el pie izquierdo, dar un paso y girar los dedos levemente hacia afuera.

2. Describir un círculo con las manos afuera y adentro, para llegar arriba manteniendo el dorso de la izquierda contra la muñeca derecha. Llevar el pie izquierdo y apoyar los dedos en el suelo.
3. Separar las manos, extenderlas a la altura de los hombros con los brazos ligeramente flexionados y girar las palmas. Levantar la pierna derecha, flexionar la pierna y extender el pie.

Golpear las orejas:

1. Llevar atrás el pie derecho y mantenerlo suspendido a la altura de la rodilla con la pierna flexionada. La mano izquierda hacia arriba y adelante, bajarla hacia la derecha hasta el pecho. Voltear las palmas arriba y con un movimiento circular hacia abajo dejarlas caer hasta la rodilla derecha.
2. Apoyar el talón derecho en el suelo, trasladar el peso del cuerpo a la derecha, bajar las manos y cerrar los puños. Describir un arco hacia arriba y al frente para situarlas a la altura de las orejas en un movimiento de pinza.

Clavar la aguja:

1. Dar medio paso al frente con el pie derecho. Trasladar el peso a la pierna derecha y formar un paso con el izquierdo. Girar el cuerpo a la derecha, bajar la mano por delante y llevarla después hasta el hombro, en la oreja derecha. Girar el cuerpo y bajar la mano derecha, la

palma mirando a la izquierda y describir un círculo con la izquierda delante-arriba con la palma hacia abajo.

Rechazar el ataque:

1. Trasladar el peso a la pierna izquierda. Girar el cuerpo a la derecha y pasar el peso ahora a la pierna izquierda. Describir un círculo con la mano derecha y empuñar con la mano para pasarla delante del abdomen hacia la costilla izquierda. La palma izquierda a la altura de la cabeza.
2. Girar el cuerpo a la derecha y dar un puñetazo con la mano derecha pasándola por delante del pecho. Bajar la mano izquierda hasta la cadera, retirar el pie derecho y avanzar un paso.
3. Pasar el peso del cuerpo a la pierna derecha y dar un paso adelante con el izquierdo. Con la mano izquierda hacer un círculo, girar la palma hacia abajo, retirar el puño hasta ponerlo en el costado, manteniendo los nudillos hacia abajo.
4. Flexionar la pierna izquierda y dar un puñetazo con la mano derecha hacia delante. Retornar la mano izquierda hasta el antebrazo derecho.

Cruce de manos:

1. Flexionar la pierna derecha y pasar el peso a esa pierna. Girar el cuerpo a la derecha y la mano derecha hace un semicírculo horizontal a la derecha para poner el brazo paralelo a la mano

izquierda. Trasladar el peso del cuerpo a la pierna izquierda.

2. Girar el pe derecho para ponerlo paralelo al izquierdo, estirar lentamente las piernas para ponerlas rectas, mover las manos desde abajo, hacia arriba a nivel de los hombros.

3. Girar las palmas hacia delante y bajar lentamente los brazos con las palmas abajo hasta ponerlas en línea con los costados.

JUEGO DE LOS CINCO ANIMALES

Lo mismo que es frecuente ver cualquier mañana a miles de chinos practicar el Tai chi antes de incorporarse al trabajo, numerosas personas escogen la orilla del río Huangpu en Shanghai para practicar otra gimnasia relajante y terapéutica, la cual está basada en los textos antiguos de los Cinco Animales y que es muy conocida como "Liangong". Estos ejercicios se dividen en seis series con un total de 36 partes. Las primeras tres series, que constan de 18 partes, constituyen métodos adecuados para prevenir y curar tortícolis, lumbago y dolores de espalda, así como para aliviar contracturas de hombro, nalgas y piernas. Las últimas tres series, de 18 partes cada una, contienen ejercicios para problemas de artritis, tendinitis, sinovitis y algunas disfunciones de órganos internos.

La finalidad de esta gimnasia es relajante, preventiva y curativa, por lo que puede constituir un complemento extraordinario para la relajación occidental, la fitoterapia o cualquier otro tratamiento habitual. Es importante indicar que este tipo de gimnasia requiere al mismo tiempo de un modo de vida racional y exento de tóxicos y drogas. Lo que se pretende con el "juego de los cinco animales" es corregir y compensar los muchos problemas que los trabajos modernos proporcionan a los trabajadores, especialmente aquellos tan especializados que tienen que realizar siempre el mismo tipo de trabajo. Los oficinistas suelen adoptar una posición semiencorvada, con la cabeza inclinada, con lo cual el tejido cartilaginoso de las vértebras cervicales se deformará y causará lesiones a las vértebras. Practicando los ejercicios que posteriormente les indicaremos se mejorará el flujo sanguíneo a esa zona, así como la transmisión nerviosa, lo que aumentará la capacidad regenerativa de huesos y músculos. Del mismo modo, el trabajo sedentario de estas personas les conduce también a problemas de hipertensión arterial y exceso de colesterol, lo que conduce a problemas de coronarias. Practicando cotidianamente la gimnasia china conseguiremos mover todas las partes corporales, aumentar el rendimiento de los cartílagos y con ello la mejor oxigenación de las partes afectadas. Todo ello conduce a una mejora en el metabolismo con lo que se activará las funciones orgánicas en general y por ello una mayor resistencia contra las enfermedades.

La práctica de la gimnasia de los Cinco animales mejorará la absorción de los nutrientes, un aumento de las células defensivas de la sangre, una mejora en la elasticidad y flexibilidad, así como un retraso en los procesos normales de envejecimiento.

TABLA DE EJERCICIOS

Ejercicios para el cuello

Con esta tabla que consiste en mover la cabeza y parte superior del cuello para mejorar la flexibilidad del hombro, codos, dedos y cuello, mejoraremos la circulación de la sangre en el tejido cartilaginoso, regularemos la transmisión nerviosa, mejoraremos la viscosidad del líquido sinovial, la contracción y relajación muscular, lográndose con la suma de estas cualidades la recuperación total de las funciones del cuello y zonas próximas. De una manera indirecta también mejoraremos las funciones hepáticas, la respiración, la digestión y el riego sanguíneo cerebral.

1. En pie, las piernas abiertas, manos apoyadas en las caderas. Giramos lentamente el cuello hacia la derecha, procurando no balancear la cabeza e insistiendo en el mayor recorrido posible si no nos produce dolor.
2. Volvemos al centro y relajamos.
3. Ahora, el mismo movimiento a la izquierda, una sola vez y lentamente.
4. Volvemos al centro y relajamos.
5. Miramos hacia arriba muy lentamente y permanecemos así unos segundos.
6. Retornamos al centro.
7. Lentamente tocamos con la barbilla en el tórax y permanecemos unos segundos.
8. Retornamos al centro y respiramos suavemente.

9. Repetir esta secuencia tres veces, siempre con exagerada lentitud y controlando la respiración.

Utilidad:
Tortícolis (especialmente por esfuerzo brusco), síndrome de raíz cervical (habitual en oficinistas o personas que trabajan con ordenadores), poca flexibilidad en el cuello (la persona necesita mover el cuello y la cintura para mirar a los lados).

1. En pie, piernas abiertas y manos cruzas delante del abdomen.
2. Llevar hacia arriba las manos y ponerlas en forma de tijera por encima de nuestra cabeza, brazos bien estirados y la mirada puesta en ellas.
3. Ahora bajar ambos brazos y dejarlos horizontalmente a la altura de los hombros con las palmas hacia arriba. La mirada en la mano izquierda.
4. Mismo movimiento que antes, pero al finalizar la mirada en la mano derecha.
5. Repetir los movimientos 4 veces, tensando el abdomen cuando llevemos las manos arriba.

Utilidad:
Alivia la rigidez de cuello y hombros, los dolores de espaldas y la dificultad para los movimientos en esa zona.

1. En pie, piernas abiertas. Elevamos el brazo izquierdo con la mano simulando que llevamos una carga en ella hasta situarla por encima de

nuestra cabeza. La palma de esa mano debe estar ahora horizontalmente, la mirada puesta en ella y el brazo derecho doblado por detrás de la espalda a la altura de la cintura.

2. Volvemos ese brazo a la posición de reposo y respiramos suavemente.
3. Mismo movimiento pero con el otro brazo.
4. Repetimos la secuencia 4 veces permaneciendo con el brazo estirado arriba unos segundos. Hay que procurar mantener el tronco recto, sin inclinarlo hacia atrás.

Utilidad:

Alivio inmediato en el cuello y los hombros, así como relajación en el torso. Proporciona mejora en la rigidez de los hombros y de la cintura. Evita las molestias abdominales por comidas abundantes.

Ejercicios para la espalda

Siendo la parte corporal más castigada es, al mismo tiempo, la que menos atención prestamos, quizás porque no conseguimos llegar a ella con facilidad. Los ejercicios que involucren a la cintura, la espalda, las piernas y los glúteos, promoverán la flexibilidad articular del hueso ilíaco y la columna vertebral, con lo cual relajaremos las tensiones del tejido cartilaginoso de la cintura y la espalda, al mismo tiempo que aumentaremos la capacidad muscular de la cintura, del vientre y recuperaremos el buen funcionamiento de los músculos de esas zonas.

Con la siguiente tabla de ejercicios mejoraremos las deformaciones de la columna vertebral, regularemos las funciones del bazo, las digestivas, las renales y la distensión abdominal. También mejoraremos las funciones sexuales.

1. En pie, ponemos las manos cruzadas delante del abdomen.
2. Elevamos ambos brazos, con las manos siempre cruzadas, hasta llegar por encima de la cabeza a la máxima altura.
3. Cambiamos la posición de las manos, sin soltarlas, de manera tal que las palmas queden hacia arriba. Empujamos con fuerza hacia arriba. El pecho debe estar ahora fuertemente estirado.
4. Sin soltar las manos entrelazadas hacemos una flexión del tronco hacia la izquierda, lentamente. Repetir el movimiento hacia ese mismo lado, sin dar rebotes, procurando estirar fuertemente el costado.
5. Volvemos a la posición inicial con las manos cruzadas sobre el abdomen. Respiramos.
6. Misma secuencia de movimientos anterior, pero cuando hagamos la flexión del tronco la efectuaremos hacia la derecha. Hay que procurar no torcerse y no mover las caderas en la flexión.

Utilidad:
Alivio inmediato en los costados y la cintura. Nos mejora la rigidez de la cintura y la dificultad en mover la columna vertebral. Corrige la escoliosis.

1. En pie, piernas abiertas, manos cerradas puestas a los lados de la cintura.
2. Proyectar el brazo derecho hacia delante con la palma mirando al frente y girar el torso en la dirección contraria, mientras que la mirada la dirigimos hacia atrás. El puño izquierdo lo mantenemos en la cintura.
3. Volver a la posición inicial.
4. Lo mismo, pero con la mano contraria.

Utilidad:

Alivio en la cintura que se amplía a los hombros y la espalda. Mejora las articulaciones de hombros, espalda y cintura, mejorando las afecciones lumbares y el entumecimiento de las manos y brazos.

Ejercicios para los glúteos y las piernas

Con estos ejercicios se movilizan la articulación coxofemoral, las rodillas y los tobillos, lo que les proporciona mayor flexibilidad. Mejora la capacidad muscular de glúteos, cintura, vientre y piernas. También es útil para corregir desviaciones de columna y de la pelvis.

1. Piernas juntas, mientras apoyamos ambas manos en las rodillas y doblamos el tronco hacia delante.
2. Flexionamos ambas piernas y giramos las rodillas en el sentido de las agujas del reloj, sin despegar los talones del suelo.

3. Enderezamos las piernas sin quitar las manos.
4. Mismo ejercicio pero el giro se hace en sentido inverso.

Utilidad:
Alivio en las articulaciones de las rodillas y los tobillos, especialmente si se realiza por las mañanas, cuando nos levantamos. Adecuado para problemas de artrosis, pérdida de la estabilidad al caminar y torceduras de tobillos.

1. En pie, con los brazos a lo largo de los costados.
2. Flexionar el tronco para apoyar la mano derecha en la rodilla izquierda.
3. Flexionar ambas piernas para adoptar la posición del jinete.
4. Sin separar la mano derecha de la rodilla, elevar la mano izquierda hacia arriba, como si empujáramos algo.
5. Enderezar las piernas, mantener el tronco inclinado hacia delante y poner las manos en la rodilla contraria, en forma de tijera.
6. Flexionar las piernas a la posición del jinete y poner la mano izquierda en la rodilla derecha y elevar la mano derecha.
7. Enderezar las piernas, las manos cruzadas como en la posición 5 y pasar a la 1.

Utilidad:
Alivia la tensión acumulada en los músculos gemelos, así como en la cintura y los hombros. Mejora la movilidad de la cintura y las piernas.

1. En pie.
2. Dar un paso adelante con el pie izquierdo y trasladar el peso hacia esa pierna.
3. Enderezar el talón derecho para apoyar solamente los dedos en el suelo.
4. Elevamos los brazos hacia arriba, sacando el pecho y levantando la cabeza. Las palmas frente a frente.
5. Bajar los brazos a los costados.
6. Elevamos la rodilla derecha y con la ayuda de ambas manos la llevamos hasta el pecho, manteniendo el equilibrio sobre la pierna izquierda totalmente recta.
7. Recuperamos la posición 1.
8. Lo mismo que antes, pero invirtiendo la posición.

Utilidad:
Alivio de los músculos del muslo de la pierna doblada. Mejora los dolores en glúteos y la falta de elasticidad en las piernas.

Ejercicios para las extremidades

Con estos ejercicios pretendemos mejorar la flexibilidad de las extremidades y el tronco, además de mejorar la circulación. Fortalece la musculatura.

1. En pie, piernas abiertas y manos cerradas apoyadas en la cintura.

2. Flexionamos las piernas en la posición del jinete.
3. Ponemos ambos brazos a la altura de los hombros y realizamos un movimiento de empuje hacia el frente de tal manera que la yema de los dedos se estén tocando.
4. Volvemos a la posición 1.
5. Repetimos el ejercicio cuatro veces tratando de extender bien los brazos al frente.

Utilidad:
Mejora las articulaciones de las muñecas, el codo y los tobillos. Adecuado para dolores en esas articulaciones y también para las rodillas.

1. En pie, con las piernas abiertas y las manos cerradas en la cintura.
2. Poner la pierna izquierda cruzada delante de la derecha, adoptando con ellas una forma de tijera.
3. Flexionar ambas piernas, quedando en posición de cuclillas pero con las piernas cruzadas. Las manos cerradas en la cintura.
4. Pasar a la posición 1.
5. Poner la pierna derecha cruzada delante de la izquierda, adoptando una posición de tijera.
6. Mismo proceso que en posición 3.

Utilidad:
Liberación profunda de las articulaciones de las rodillas y los tobillos, Fortalecimiento de los músculos del muslo y pantorrillas.

1. En pie, piernas muy separadas y manos cerradas en las caderas.
2. Giramos el tronco hacia atrás, a la izquierda, mientras que miramos por encima de los hombros.
3. Abrimos la mano derecha y empujamos hacia delante, arriba, con la pierna izquierda ligeramente flexionada y la derecha recta.
4. Volvemos a la posición inicial.
5. Lo mismo que en 1, pero ahora se cambia de dirección y de pierna.

Utilidad:
Alivio inmediato en el cuello, los hombros, las piernas y la cintura. Especialmente recomendable para problemas de varices y mejorar la circulación en la cintura y la cadera.

Ejercicios para los brazos, manos y dedos

Aunque los brazos, junto con las piernas, son la parte corporal que más veces movemos al día, el hecho de que casi siempre lo hagamos de la misma manera y para las mismas funciones, hace que se degeneren y se declaren artrosis por exceso de uso. Estos ejercicios mejorarán la formación del líquido sinovial, las articulaciones y estirarán fuertemente los músculos.

1. En pie, piernas abiertas y con los puños situados a la cintura.

2. Subir los brazos y empujar simuladamente con las manos hacia arriba, con las yemas mirando entre sí.
3. Posición inicial.
4. Ahora estirar los brazos hacia los lados y empujar con las manos. Girar el torso a la izquierda y mirar hacia esa mano.
5. Volver a la posición inicial.
6. Repetir todo y luego girar al lado derecho.

Utilidad:
Alivio de codos, muñecas y dedos.

1. En pie, piernas abiertas y con las manos cerradas en la cintura.
2. Comenzar a abrir las manos y llevamos los brazos hacia arriba, las manos estiradas en línea con ellos y la mirada puesta en las manos.
3. Todavía arriba, cerrar las manos y volver a la posición 1.
4. Abrir las manos y extender los brazos hacia abajo con las palmas hacia fuera.
5. Subir los brazos y mantenerlos con las muñecas flexionadas.
6. Volver a la posición inicial y repetir toda la secuencia.

Utilidad:
Especialmente útil para las muñecas, aunque también mejoran las afecciones lumbares.

1. En pie, piernas abiertas y puños en la cintura.

2. Abrir la mano derecha y subir el brazo en oblicuo.
3. La mano izquierda baja, con el brazo estirado en oblicuo, tratando de formar una línea recta con el que está arriba.
4. Posición inicial.

Ejercicios para todo el cuerpo

Moviendo las cuatro extremidades se consigue mejorar la circulación sanguínea, el sistema nervioso y con ello el metabolismo y las funciones de todos los órganos internos. Podemos así mejorar patologías del bazo, hígado, pulmón, riñones o corazón.

Masaje a la piel

1. En pie, piernas abiertas.
2. Con los dedos dar masaje a la comisura de los labios hacia la nariz, las cuencas de los ojos y la frente, para terminar en las mejillas.
3. Con la palma de las manos llegar al pelo, las sienes y las orejas, para regresar a las mejillas. Así un total de 16 pequeños masajes.
4. La mano izquierda y la derecha apretando el estómago, mientras que la lengua la apretamos al paladar.
5. Con el pulgar de la mano derecha frotar el carpo de los dedos de la izquierda. Después cambiar de mano.

Utilidad:
Aumento del calor en las mejillas, alivio de la tensión. Mejora las taquicardias, mareos, angustias e insomnio.

1. En pie, piernas abiertas, la mano izquierda sobre el dorso de la derecha, apretándolas sobre el abdomen.
2. Dar masaje 8 veces moviendo la mano con círculos pequeños.
3. Ahora ampliar el masaje hasta el pecho durante 8 veces y después otros 8 veces, pero haciendo el círculo al revés.

Utilidad:
Aumento de la circulación sanguínea en el vientre y facilitando la expulsión de los gases. Mejora la patología digestiva y el lumbago.

1. En pie, con las piernas abiertas.
2. Apretar la mano derecha contra la coronilla de la cabeza y la mano izquierda en la parte trasera de la cintura.
3. Realizar un movimiento de peinado desde el centro hasta atrás, mientras giramos el tronco a la izquierda.
4. Peinarse el lado derecho de la cabeza hasta llegar a la sien y volver el tronco a la derecha, mientras la otra mano sigue en la cintura.
5. Volver a la posición 1.
6. Cambiar de mano y repetir lo mismo.

Utilidad:
Alivio de los dolores de cabeza y sensación de bienestar. Mejora la visión, elimina "moscas volantes", los vértigos y la taquicardia.

MUSICOTERAPIA

Quién no se ha sentido una persona diferente escuchando su melodía preferida y quién no se ha aislado totalmente del mundo que le rodea mientras se deleitaba con una buena canción. Que la música es el arte que más cautiva a las personas es algo ya plenamente reconocido, pero que sean igualmente un instrumento para mejorar el comportamiento de los animales o para que crezcan las plantas, es algo que nos deja asombrados.

Y es que la música es algo más que unos sonidos considerados armónicos para los humanos, ya que si solamente fueran simples sonidos bastaría con cualquier ruido rítmico para envolver a las personas en un mundo diferente, cuando es obvio que no es así. Que mucha de la música conocida tenga un ritmo cadencial y hasta monótono, no quiere decir que sea de menor calidad, sino solamente que es diferente a la música que carece de, por decirlo de algún modo, de ritmo.

Tan grande es la influencia de la música sobre la mayoría de los seres vivos (ningún otro arte posee esta cualidad tan intensamente), que se ha utilizado tanto para potenciar la agresividad de las personas como para tranquilizarlas, del mismo modo que podemos emplearla para dormirnos, relajarnos, estimularnos o concentrarnos. Todo depende del tipo de música y el momento adecuado para escucharla.

La música se emplea lo mismo para una ceremonia religiosa que para divertirse, deleitarse, aislarse o como preludio del acto amoroso. Esto ya lo sabían filósofos tan prestigiosos como Aristóteles y Platón, quienes allá por los años 300 (a.d.C.) empleaban frecuentemente la música como apoyo a sus conferencias en el Liceo de Atenas. Y es que estos dos filósofos, aunque más especialmente Aristóteles, entendieron claramente que no eran los sonidos naturales los que podían influir solamente en el ser humano (el viento, las olas del mar, el silencio de la noche), sino que los sonidos armónicos que hoy día conocemos como música eran mucho más poderosos para cambiar las conductas y el carácter.

Tal es así que durante muchos siglos se empleó la música como apoyo a los tratamientos médicos convencionales, aunque en la actualidad con el auge de la medicina química y tecnológica se la desprecie totalmente y no podamos encontrar en ningún hospital un sólo médico que la emplee, ni siquiera en las enfermedades mentales. Anteriormente se consideraba a la música como un método excelente para desarrollar el carácter y la educación de los niños, para elevar la moral y curar las depresiones, lo mismo que para enseñar las reglas matemáticas exactas. En este sentido no debemos olvidar que hasta la llegada de la democracia en nuestro país las reglas aritméticas se aprendían mediante canciones, costumbre esta que se llevaba practicando desde hace siglos y que los psicólogos modernos la desprestigiaron por considerarla obsoleta. Con su erróneo criterio quisieron demostrar que eran más sabios que los grandes sabios de la antigüedad y por desgracia consiguieron imponer sus conclusiones a los profesores actuales.

Pero si hacemos oídos sordos (y perdonen la paradoja) a estos psicólogos actuales, podremos volver a utilizar la música no solamente para el aprendizaje en la escuela infantil, sino para cualquier tipo de aprendizaje, lo mismo que para mejorar los problemas de la conducta, mejorar el carácter, aumentar la afectividad entre las personas de un mismo grupo social y potenciar las facultades intelectuales de los deficientes mentales. A estas alturas nadie duda del efecto tan contrario que tiene una música suave, melodiosa, con relación a otra rítmica o "bakalaera". Sin que ello deba ser considerado como peyorativo para una u otra, lo cierto es que mientras la música suave puede inducir a la concordia y al relax, la otra genera movimiento, entusiasmo y también agresividad. Es más fácil que se organice un alboroto violento en un concierto rock que en un concierto de música clásica. Pudiéramos pensar que no es la música en sí sino el tipo de persona que acude a uno u otro auditorio o más concretamente la edad, pero lo cierto es que hoy en día es igual de fácil ver a jóvenes escuchando música de Chopin que de Ketama o Sting. Lo que determina el comportamiento es el tipo de música y no la edad del oyente.

Musicoterapia

Tan importante es la música para el desarrollo del carácter de las personas que se ha podido comprobar incluso el efecto que tienen los sonidos musicales en el desarrollo del niño cuando está en el útero materno. Mediante la simple medición con ecografías y fonendoscopios en madres que escuchaban distintos tipos de música, se comprobó que mientras que la música clásica producía movimientos lentos del niño y ninguna alteración de sus constantes cerebrales y circulatorias, la música rock le provocaba movimientos nerviosos y aumentos de su frecuencia cardiaca. Este efecto, además, se notaba incluso cuando el niño había nacido si volvía a escuchar el mismo tipo de música, observándose con claridad que la música rock le producía excitación e irritabilidad aunque fuera a poco volumen.

¿Quiere decir esto que la música rock es perjudicial y la clásica beneficiosa? No exactamente, ya que lo que se ha demostrado con ello es que modifica el comportamiento y que sabiamente aplicada una y otra, en el momento adecuado, se puede influir sobre la conducta y el carácter de las personas.

La música hay que emplearla bajo tres parámetros:

- Cadencia o ritmo.
- Intensidad o volumen.

- Frecuencia o posición en el pentagrama.

Sabemos que las notas altas, agudas, actúan preferentemente sobre las contracturas musculares, se propagan rápidamente en el espacio aunque en distancias cortas, actúan fuertemente sobre el sistema nervioso, constituyen una señal de alerta y aumentan los reflejos, al mismo tiempo que nos ayudan a despertarnos o a sacarnos de un estado de cansancio o sopor. Como factor negativo tenemos el hecho de que el oído es especialmente sensible a ellas y de ser muy intensas y prolongadas lo pueden dañar, lo mismo que su efecto sobre el sistema nervioso puede provocar cierto descontrol y alteraciones en los impulsos nerviosos que se vuelven incontrolados.

Las notas bajas, graves, no parece que tengan influencia sobre las terminaciones nerviosas y su efecto es más mecánico, por lo que tienen mayor influencia sobre las zonas corporales huecas, como los pulmones, corazón y abdomen, quizás porque son lugares idóneos para las resonancias. Las notas graves se perciben mal en distancias cortas por lo que su efecto inmediato in difícil de medir, aunque son capaces de ser audibles en muchos kilómetros a la redonda. Su efecto mecánico es tan poderoso que pueden resquebrajar muros, carreteras, terrenos y actuar con un efecto vibratorio muy intenso en cualquier cuerpo sólido. Terapéuticamente tienden a producir efectos sombríos, visión pesimista del futuro y tranquilidad extrema.

La cadencia de las notas musicales, graves o agudas, es el segundo factor en importancia y así tenemos que mientras que los ritmos lentos inducen a la paz y la meditación, los más rápidos invitan al movimiento y a exteriorizar los sentimientos.

El tercer y último elemento musical es la intensidad, la cual indudablemente ha ocupado en nuestro siglo una preponderancia quizás aún mayor que las otras dos, a causa del desarrollo tan extraordinario de los potentes equipos de sonido. Cualquiera de los otros dos efectos, cadencia o frecuencia, producen efectos mucho menores que la intensidad del volumen hasta el punto en que una nota o partitura que en sí misma es tranquilizante puede volverse irritante si el volumen es más alto que lo que esa persona puede soportar.

Para simplificar las utilidades de la música voy a poner unos ejemplos:

Notas agudas a bajo volumen:

Son agradables de escuchar, nos invitan a despertarnos con relax, nos predisponen al trabajo y nos dan alegría. Son antidepresivas y nos proporcionan felicidad. Ejemplos naturales de ello tenemos el canto de los pájaros, el canto de los grillos y los juegos de un niño pequeño. Pocas personas son capaces de no sentirse felices ante estos sonidos, especialmente si se dan en un día soleado de primavera.

En cuanto a la música tenemos a los sonidos del violín, el clarinete y la clave, como elementos más significativos, así como la mitad derecha de las teclas del piano, el arpa y la guitarra clásica.

Notas agudas con alto volumen:

Constituyen una llamada de alerta, una nota de atención vigorosa, que nos despierta del sueño con rapidez. Estas notas pueden actuar decisivamente sobre grupos enormes de gentes y hacerles actuar a todos en un mismo sentido. Como factor negativo pueden irritar seriamente el sistema nervioso y auditivo, obligándonos a realizar acciones que no haríamos en un estado de tranquilidad.

Como ejemplo de ello tenemos las trompetas en los ejércitos que son capaces de parar a un ejército enfrascado en la batalla y las sirenas de alarma o de paro de la jornada laboral. El grito agudo de un niño pidiendo socorro nos mueve rápidamente a la acción, del mismo modo que el chirriar de un coche frenando nos produce pánico.

Como instrumentos musicales característicos estarían la guitarra eléctrica, la trompeta y los platillos de la batería golpeados por baquetas. Y en cuanto a sonidos de la naturaleza encontramos la caída del rayo y el soplar del viento huracanado.

Notas agudas a alto volumen y muy rápidas:

Son la forma auditiva que más rápidamente influye en las personas y que más cambios corporales genera. Nos invitan al movimiento corporal, nos predisponen a mezclarnos con grupos de gente y casi nos obligan a seguir una dirección determinada. Emocionalmente mejoran la apatía, la debilidad de carácter y los complejos. En el aspecto negativo ya hemos dicho que tienen un efecto muy perjudicial sobre los oídos, son irritantes del sistema nervioso hasta el punto de descontrolarnos, aumentan la agresividad y perjudican las relaciones sociales íntimas y personalizadas.

Instrumentos musicales que produzcan habitualmente estos sonidos son la batería, la guitarra eléctrica y los solistas de música rock, mientras que en la naturaleza los encontramos en la caída del agua de una gran cascada, el desbordamiento de los ríos o un enjambre de cigarras.

Notas graves a bajo volumen:

Son las notas más sedantes, las que nos motivan a movernos con lentitud, con paciencia y las que invitan a la reflexión. Pueden calmar rápidamente a grupos de personas discrepantes, provocar el sueño de un niño inquieto y producir una relajación muscular y nerviosa rápida y eficaz.

En la naturaleza abundan los ejemplos de ello como por ejemplo el sonido de una noche en calma, el movimiento de las olas del mar o el vibrar de los campos. También encontramos estos sonidos en las palabras serenas de un abuelo, el mugir de las vacas, la respiración durante un sueño profundo y un pequeño ventilador.

En cuanto a los instrumentos musicales tenemos al contrabajo, el oboe y el violonchelo, entre otros.

Notas graves a fuerte volumen:

Son notas intimidatorias, que obligan a detenerse ante la presunción del peligro. Nos producen miedo o al menos prudencia y nos invitan a movernos con extrema lentitud. Se emplean generalmente para infundir pánico y para obligar a la reflexión inmediata a personas muy agresivas.

Como instrumentos musicales más característicos tenemos a los timbales, empleados abundantemente por los ejércitos en su avance hacia el enemigo, el saxo barítono y el trombón. En la naturaleza lo escuchamos en las avalanchas de tierra y nieve, los movimientos sísmicos, el trueno, el rugir de un animal salvaje o en el estallido de un volcán en erupción. Una explosión, un tornado o un maremoto, son otros ejemplos de estos sonidos que sobrecogen hasta al más fuerte.

Si la cadencia es muy rápida, como una manada en estampida, una ametralladora o cientos de personas corriendo, el efecto de pánico puede ser incontrolable.

Efectos laborales:

Lo curioso del caso es que los efectos de la música sobre el psiquismo y el rendimiento laboral de las personas están perfectamente estudiados y son aplicados frecuentemente en las grandes empresas multinacionales del consumo, así como en las fábricas donde trabajan gran cantidad de personas. Sin embargo, en aquellos sitios dependientes del Estado no se emplea con ningún fin y se elige aleatoriamente sin tener en cuenta su utilidad. Del mismo modo, ni siquiera se emplea terapéuticamente en los centros hospitalarios o en las consultas médicas, lo cual es un contrasentido en lugares que se supone es donde mejor utilidad podría tener para los oyentes. Ello nos indica una vez más el desprecio que la clase médica tiene hacia cualquier otro tipo de terapia que no sea la química o la tecnológica.

El descontrol que se hace de la música ambiental es tan grande que hemos visto música rock como fondo ambiental en lugares como son un comercio de ropa infantil, prensa diaria, joyerías o carnicerías, algo tan fuera de lugar que solamente se puede explicar por un desconocimiento total de los efectos de la música sobre las personas. Mientras que la música rock tiene un atractivo intenso para la gente joven y le invita a permanecer en los lugares donde se emite, en las personas mayores de 40 años actúa como revulsivo y les puede resultar inaguantable la permanencia allí. El motivo no es tanto el tipo de música sino el volumen con la cual se escucha, ya que incluso una misma sinfonía puede resultar desagradable si el volumen es excesivo. Que un joven de menos de 20 años sea capaz de soportar cuatro horas de música rock de 120 decibelios, más el ruido y voces de cientos de personas, unido a un ambiente cargado de humo y sudor, se debe solamente a que su cuerpo es capaz de soportar todo sin quejarse. Pero no nos debemos llevar a engaño ya que la única diferencia con un adulto estriba en que mientras que el joven no percibe el daño que está haciendo a su cuerpo (lo mismo ocurre con las drogas), el adulto es plenamente consciente porque lo siente enseguida.

Muchos comercios y lugares de reunión se convierten de una manera inconsciente en lugares rechazados por el público solamente porque la música no es la adecuada. Sin embargo, existe una excepción en relación con el volumen excesivo de la música y es que se pueden soportar niveles de decibelios altísimos siempre y cuando no haya sonidos adicionales. Por ejemplo: un concierto de música (rock o sinfónica) es perfectamente tolerable si el público está en silencio, de la misma manera que un discurso político a todo volumen puede no resultar desagradable aunque sea estridente. El problema y el daño surge solamente cuando se mezclan sonidos diferentes al que tenemos que escuchar. La explicación a este fenómeno podría estar en la selección que tiene que hacer el cerebro de los diferentes sonidos, lo que le puede llevar a una saturación si son muy diversos y sin nexo de unión entre ellos.
El ruido de una excavadora es tolerable para el obrero pero insoportable para el empleado de una

oficina próxima, del mismo modo que el tráfico rodado no nos afecta a los conductores pero es lesivo para los habitantes de las casas cercanas a las autopistas. En todos estos casos es el cerebro y no solamente el oído, el que puede quedar seriamente afectado.

Una música bien elegida en un centro de trabajo puede hacer que los empleados trabajen mejor, con más efectividad y con menos cansancio, al mismo tiempo que disminuye las tensiones y el aburrimiento. La música, además, acompaña a las personas solitarias, amortigua los sonidos que provienen del exterior de nuestras viviendas y que deseamos no oír, y crea un ambiente a nuestro alrededor sumamente placentero.

Aplicaciones concretas de la música:

Estas son algunas de las utilidades que la musicoterapia tiene para el ser humano:

- Las clases de canto en los niños menores de tres años les mejora su concepto del espacio y el tiempo.
- El desarrollo cerebral de los niños que escuchan canciones de cuna es mucho mejor.
- Los niños que escuchan música clásica desarrollan mejor las habilidades manuales.
- Los adolescentes que escuchan música melódica cuando estudian tienen una mejor comprensión de las matemáticas y las ciencias.

- En los adultos es de gran utilidad para afecciones psicosomáticas como la úlcera gastroduodenal, las taquicardias y el asma.
- La música suave, lenta, produce un efecto estimulante en personas deprimidas.
- Las personas maniacas o con fobias mejoran con música alegre, vivaz.
- La música escuchada en grupo es más eficaz que en solitario, al menos para las enfermedades mentales.
- Se produce una mejora instantánea en las situaciones de estrés y angustia.
- También es muy positiva para casos de mala relación social.
- Los débiles mentales, los discapacitados físicos, los niños autistas y los que tienen trastornos cerebrales profundos se benefician enormemente de las sesiones con música.
- También tiene efectos positivos para mejorar la lectura y la escritura.
- La danza y demás expresiones corporales con música ayudan a mejorar nuestra condición física mejor y con menos cansancio que sin ella.
- Los enfermos graves se benefician enormemente de ella y asimilan mejor su destino.
- Se han encontrado efectos beneficiosos para aliviar los dolores del parto y favorecer la dilatación.
- La sofrología tiene una gran ayuda con la música, lo mismo que la mayoría de las técnicas de relajación.

- Cantos adecuados nos pueden elevar en nuestra concepción mística de la vida.
- La mayoría de los rituales religiosos necesitan la música como ayuda para la meditación.
- Para liberar emociones es mejor cantar o ejecutar un instrumento musical que escucharlo.

NERVIOSISMO Y ESTRÉS

Estos dos síntomas se suelen confundir con frecuencia aunque se trata de dos patologías diferentes, ya que mientras que el estrés es una situación de sobrecarga emocional y física que puede cursar también con alteración nerviosa, el nerviosismo no tiene porqué necesariamente que darse en una persona sobrecargada de preocupaciones y trabajo.

Con frecuencia la persona nerviosa se gesta en la infancia, especialmente por su entorno familiar. Unos padres que le den poco cariño, poca protección y que al mismo tiempo le exijan un pleno rendimiento escolar, le provocarán un desequilibrio entre su mente y su alma, lo que indudablemente le conducirá a alteraciones físicas. Estos niños, sometidos a un esfuerzo mental intenso en el colegio, en el cual tienen que aprender una gran cantidad de materias al mismo tiempo y en un plazo pequeño (si no aprueban repetirán curso), si no encuentran una compensación afectiva cuando están en sus hogares, desarrollarán más el intelecto que su cuerpo y serán pasto posteriormente de psicólogos y pedagogos.

Estoy nervioso

Una persona nerviosa es alguien que ha perdido en cierta medida el control de sus nervios, de sus impresiones y hasta de su comportamiento. Su cuerpo parece que está desequilibrado, no realiza las funciones lógicas y por muchos esfuerzos mentales que se hagan parece no obedecer con la precisión que es habitual. Al mismo tiempo, los pensamientos son desordenados y cualquier intento de llevarlos al buen redil está condenado al fracaso.

Todo este estado de desequilibrio lleva a la persona nerviosa a tener un deterioro de sus cualidades intelectuales, pierde la memoria, no se puede concentrar, sus manos están temblorosas, se vuelve irritable y cualquier intento vano de recuperar su equilibrio le conduce a un nuevo y desesperado fracaso.

Todo cuanto viven les influye, son sensibles a los problemas cotidianos que antes asimilaban con facilidad y se vuelven tan impresionables que dan la impresión de haber perdido el valor. Su sensibilidad está a flor de piel, les molesta el ruido, se vuelven hipocondríacos, no soportan a las personas y se refugian con facilidad en el alcohol (beben para olvidar), el tabaco (dicen que les calma los nervios) y cogen hábitos compulsivos como mascar chicle, comer pipas o tener en sus manos bolas o cualquier otro artilugio. Como obviamente todo esto no les corrige su mal se desesperan cada vez más, pierden la confianza ya en sí mismos, no intentan nada nuevo por miedo a realizarlo mal y pueden terminar con facilidad en un estado depresivo muy difícil de curar. Si llegan a ello el problema mayor es la gran agresividad que manifiestan, lo que les hace tan insociables que dificulta enormemente la posibilidad de ayudarles.

Razonamientos de una persona nerviosa

La mayoría de las personas que se consideran "nerviosas" reconocen que lo son y que les gustaría corregirse; sin embargo, encuentran tantas justificaciones a sus alteraciones, tantos culpables, que se resignan a su desgracia y no encuentran caminos para la estabilidad.

La patología del "nervioso" y sus justificaciones para serlo no son nuevas y una simple conversación con cualquiera de ellos será una copia exacta de otra que podamos tener con cualquiera afectado del mismo síndrome. Son tan iguales que los psicólogos establecen enseguida su diagnóstico certero con ellos. Lean sus frases más habituales y si Ustedes se identifican con al menos un 50% de ellas entrarán a formar parte de esa legión de incondicionales del nerviosismo.

- "Me gustaría llevarme bien con esa persona, pero es que me pone nervioso".
- "No logro integrarme en un grupo de personas porque me pongo nervioso".
- "No consigo concentrarme en mi trabajo".
- "Es que mis nervios me traicionan".
- "Cuando alguien me contradice soy muy agresivo y luego me arrepiento".
- "No sé qué camino tomar y esto me altera".
- "Sé que es difícil convivir conmigo a causa de mis nervios pero no puedo evitarlo".

- "La culpa de ello lo tiene esta sociedad en la que me ha tocado vivir".
- "No soporto el ruido".
- "No te soporto y me pongo nervioso nada más verte".
- "Mi trabajo me tiene estresado".
- "Lo que necesito es evadirme de mis problemas, aislarme de la gente que me incordia".
- "No encuentro paz interior".
- "Estoy tan nervioso siempre que luego me faltan fuerzas para mi trabajo".

Y mil ejemplos más.

Mientras que en otras alteraciones o problemas del carácter la persona afectada se siente enferma y que necesita ayuda médica, la persona "nerviosa" siempre encuentra un culpable, sea compañero, familiar, trabajo o entorno. Es como cuando tenemos una infección que echamos la culpa a la bacteria que nos está molestando y nunca a nosotros mismos que le hemos dado la oportunidad de desarrollarse en nuestro interior. Sin embargo, detrás de muchas personas consideradas nerviosas hay enfermedades perfectamente definidas y que deberían ser tratadas adecuadamente por un profesional, evitando así que bajo el epígrafe de "nervios" permanezcan sin solución trastornos mucho más serios.

Estos son algunos ejemplos:

- El enfermo tiene pocos síntomas externos, controla hasta cierto punto sus reacciones, pero su comportamiento difiere del de la mayoría y son sus familiares quienes establecen el diagnóstico de que debe ir al médico.
- Un enfermo **neurótico** no suele dar problemas a los demás pero se hace un gran daño a sí mismo.
- Hay enfermos para los cuales el contar sus problemas internos a los demás le causa más daño que el asimilarlos.
- Hay que distinguir entre quienes manifiestan "nerviosismo" solamente en un ambiente determinado (familiar, laboral o social), pero su comportamiento es normal en los demás, de quienes tienen problemas en todos los lugares y situaciones. Solamente en estos casos hay que hablar de trastornos de la personalidad.
- Para ayudar a un enfermo no hay que establecer patrones rígidos de la conducta. Lo que a nosotros nos gusta puede desagradar a otro.
- El **negativismo** se caracteriza por una falta total de las responsabilidades propias, lo que lleva al enfermo a abandonar el hogar, al histerismo y a refugiarse en las drogas o grupos marginales.
- Los **prejuicios** generalizados conducen casi siempre a una vigilancia exagerada sobre los peligros del exterior y también a almacenar en los recuerdos una colección de agravios y personas causantes. Su mente es muy capaz de

almacenar durante años detalles y supuestos daños que los demás nos han causado.

- Las **fantasías** nos pueden llevar a un callejón sin salida al imaginar un mundo idílico tan alejado de la realidad o tan difícil de lograr que nos haga despreciar el que tenemos. Las ensoñaciones sobre hombres perfectos, amores puros o vida familiar paradisíaca, nos conducirán a la soledad y a comportamientos excéntricos. Estas personas evitarán, por tanto, la vida íntima, en pareja o familia, ya que dar por supuesto que nada va a resultar como necesitan. Sin embargo, la diferencia entre las fantasías esquizoides y las normales estriba en que la persona enferma no lucha por conseguir ese mundo que sueña y el otro va detrás de su mundo de fantasía.

- La persona nerviosa suele acabar casi siempre convertido en un **hipocondriaco**, pero no solamente en el aspecto de su salud sino en cuanto a la vida en sí. Suele ver la vida desde un prisma tan negativo, tan lleno de peligros, que todo le da miedo.

- La **autodestrucción** consiste en volverse contra uno mismo, en hacerse daño tanto físico como mental. El cortarse la melena después de un disgusto amoroso, el negarse a comer, el abandono del aspecto externo, el cese de toda búsqueda de trabajo o el arañarse la cara, son algunos ejemplos de desequilibrio nervioso que puede llevar incluso al masoquismo.

- También es frecuente encontrar personas que **fingen,** que niegan sus problemas y sobre todo que niegan que les afecten. Como si fueran actores interpretan el papel que más les gusta y aunque estén profundamente enamorados dicen "pasar" de la persona amada, cuando algo les duele dice que no tiene importancia y ni siquiera van al médico y hasta se ríen a carcajadas delante de la gente para demostrar que a ellos la vida no les afecta en absoluto.
- Hay quienes pagan sus culpas con terceras personas, por supuesto no causantes de su mal.
- Otras **responsabilizan** siempre a sus allegados de sus males y esto les llevan a refugiarse con frecuencia en quienes ellos consideran sus salvadores, los que les van a dar sentido a su vida. Suelen ir en busca de alguien que les solucione sus problemas, que les haga sentirse felices, en suma, que les dé algo.

Nerviosos o enfermos mentales

Por desgracia, detrás de muchas personas consideradas como simplemente nerviosas se esconden trastornos psicológicos más importantes y que requieren tratamiento médico especializado.
Estos serían algunos de los casos a tener en cuenta:

1. Personas nerviosas con rasgos **paranoides**. Se caracterizan por culpar a los demás de sus propios conflictos internos, ven doble intención

incluso en actos amables, se muestran agresivos especialmente con quienes les aprecian y se vuelven envidiosos del éxito laboral y social de los demás. Pudiera ser que en el fondo de todo ello exista un complejo de inferioridad o un deseo no realizado de ser feliz.

2. Personas nerviosas con rasgos **histéricos**. Son egocéntricos y necesitan ser el centro de la atención y ganarse por encima de todo el aprecio y la admiración de los demás. No soportan que le hieran su vanidad y cambian continuamente de carácter y comportamiento según el grupo en el que se muevan, buscando siempre causar buena impresión que les mejore su autoestima. Esta anomalía es habitual en algunas mujeres las cuales gustan más de la provocación sexual que de las relaciones íntimas, ya que lo que más desean es el afecto y la protección de alguien más fuerte que ellas. Suelen manipular con frecuencia a personas más débiles que ellas, tienen una gran facilidad para olvidar las experiencias desagradables o incluso transformarlas en episodios maravillosos y cualquier fracaso o desgracia lo atribuyen a los demás. Todo esto pudiera ser simplemente un mecanismo de defensa emocional.

3. Personas nerviosas **narcisistas**. Dan demasiada importancia a sus relaciones sociales, sus amores y por supuesto a su físico, sin olvidar que adornan su profesión hasta hacerla algo envidiable. Pasan de admirar a los que logran éxitos con la misma facilidad que desprecian a

quienes fracasan. Demandan ayuda rápida para problemas sin importancia pero que para ellos son muy dolorosos.

4. Personas de comportamiento **antisocial**. No reprimen sus instintos, son impulsivos, irresponsables y gustan de saltarse las normas especialmente si hacen daño a los demás. No toleran las frustraciones, no quieren tener relaciones afectivas sólidas y suelen ser extremadamente violentos por motivos leves. A pesar de ello, especialmente en hombres, suelen tener un gran carisma tanto social como hacia las mujeres. Después de una mala acción no manifiestan culpa alguna, delegan la responsabilidad en otros y se refugian en el alcohol y las drogas para calmar su conciencia.

5. Personas de **comportamiento complejo**. Son difíciles de encajar en un grupo emocional ya que sus cambios de humor, conducta e imagen física cambian con frecuencia. Suelen ser extremistas en sus gustos y tienden a juzgar a las personas como buenas o malas, feas o guapas, amadas u odiadas; el término medio no existe. Sus relaciones personales son dramáticas, exageradas, y cuando no funcionan se vuelven contra sí mismos. Su conducta sexual es atípica, no sigue unos patrones clásicos y aunque acuden con frecuencia en demanda de ayuda no hacen caso del tratamiento.

6. Personas que **evitan** el contacto. Su temor a ser rechazadas y ha no ser aceptados

incondicionalmente les hace no intentar las relaciones sociales. En ese mismo sentido están aquellas personas que no se involucran en relaciones de pareja por miedo a que les resulte mal. El problema es que suelen tener una gran necesidad de afecto y son conscientes de que deberían intentar relacionarse.

7. Personas que delegan las **decisiones** y la responsabilidad en los demás, dependiendo totalmente de otros y que se preocupan más de los problemas ajenos que de los suyos propios. En este grupo pueden estar muchas personas que se consideran como religiosos, místicos o que tienen como misión servir solamente a los demás sacrificando su propia felicidad. En el fondo existe una carencia total de autoconfianza para luchar por la vida y alcanzar un mínimo de bienestar.

8. Personas **perfeccionistas**. Tienen un modo de vida metódico, con un alto nivel de eficacia y muy ordenados, sintiendo gran satisfacción cuando estas cualidades son apreciadas. Se adaptan mal a las circunstancias adversas, a los cambios bruscos y a cualquier circunstancia que le rompa su ritmo de vida y le obligue a tomar una decisión rápida. Su prudencia le lleva a ser inflexibles y a delegar las decisiones en otras personas más dinámicas. Sufren trastornos de ansiedad cuando las cosas no son todo lo perfectas y ordenadas que desean, cuando no están todos los detalles cuidados al máximo y esto les lleva a cuidar más la forma que el fondo

de las cosas. Si canalizan bien su carácter pueden ser grandes triunfadores en su vida laboral, aunque ello no impide que sus relaciones personales estén marcadas por el fracaso.

9. Personas nerviosas y **malhumoradas**. Se trata de un tipo de comportamiento obstinado e ineficaz en sociedad que enmascara el verdadero carácter, esto es, una persona que le gusta reclamar afecto, castigar de forma encubierta a los demás, y obedecer a quien admira. Suelen ser empleados con quejas frecuentes sobre su trabajo, que militan en cualquier movimiento social, que obstruyen la labor de los demás y que gustan de provocar a quien tiene poder o mando. Su necesidad de dependencia es muy alta pero no la quieren reconocer y contestan con ironía a las llamadas a la cordura que reciben. Terminan sufriendo en silencio a causa de su hostilidad generalizada.

Soluciones posibles:

Aunque cada persona requiere un tratamiento psicológico diferente hay unas pautas que pueden servir para todos, como por ejemplo:
- Establecer un diálogo que implique sus más escondidos problemas y temores.
- Evitar que se considere una víctima.

- No condenarle ni censurarle su comportamiento. No somos jueces sino amigos.
- Conversar de manera flexible, tranquilizadora y activa, sin dejarle hablar de manera continuada como se hace en el psicoanálisis. Debe ser más un diálogo que un monólogo.
- Hacerle entender el porqué su comportamiento afecta a los demás.
- Hay que tratar de dialogar también con la familia.
- No hay que pretender que mejore sus relaciones sociales desde las primeras sesiones.

Otras soluciones:

- No utilice tranquilizantes ni ningún tipo de droga.
- Si emplea plantas medicinales acuda a un consejero naturópata diplomado. La farmacia no es el lugar más adecuado para informarse ya que su conocimiento de las plantas medicinales es muy superficial. De una manera resumida las mejores plantas medicinales para el nerviosismo son: el Hipericón, la Melisa, el Espino blanco, el Azahar, el Lúpulo, el Eleuterococo y el Espliego.
- Tenga cuidado con programas de Televisión o de radio en los cuales se establezcan polémicas o se muestren las debilidades y miserias humanas.

- Realice meditaciones, lea versos, literatura filosófica o si es creyente no dude en refugiarse en su Dios.
- No piense demasiado en el mañana y trate de vivir mejor el presente. El mañana no existe, es una incógnita. Como dijo un viejo a un joven: yo puedo vivir un año más y tú puedes morir mañana.
- No te acuestes repasando lo que has hecho y lo que vas a realizar mañana. Esa planificación debes hacerla antes de estar en la cama.
- Haz el amor y no la guerra; es el mejor relajante mental y físico.
- Si estás especialmente tenso pasea, descansa después de las comidas y permítete una siesta aunque dejes los platos sin fregar. La casa no se quejará nunca, pero tú sí.
- No comas de prisa, disfruta de la comida.
- Observa la naturaleza siempre que puedas. La paz de la noche suele ser especialmente reconfortante y la contemplación de un cielo estrellado el mejor relajante.
- Trata de escribir si no lo haces normalmente. Quizá nadie lea nunca tus frases pero te ayudarán a conocerte un poco más a ti mismo.
- Si tienes inclinaciones artísticas, aunque no seas un experto, la pintura y la música son especialmente relajantes y proporcionan una gran paz espiritual. Si no estás dotado para ellas una visita a los museos compensarán tus deseos y tus necesidades. Cuando los visites no hagas

un maratón y quieras ver todas las salas el mismo día. No eres un turista y dispones, por tanto, de toda tu vida.

- Visita a algún enfermo hospitalizado y quizá te des cuenta del verdadero valor de la vida, lo mismo que si haces una visita a algún familiar que yace en un cementerio.
- Trata de reconciliarte con algún amigo o familiar al cual dejaste de ver hace tiempo. Pero procura que en esta ocasión la conversación sea práctica, no superficial ni mucho menos para hacer reproches. Volver a empezar da energías.
- Si tienes algún niño en la familia juega con él; sus risas te sacarán de tu apatía por la vida. Cuéntale un cuento, vístele y pregúntale por sus amigos. Inmediatamente te olvidarás de tus problemas y tendrás nuevos alicientes para seguir luchando.
- Da un beso gratuito, sin motivo especial, a tu pareja, a tus padres.
- No planifiques cada hora del día. Pierde el tiempo de vez en cuando y no hagas nada.
- No hagas caso de los psicólogos de academia. Te dictarán la última moda.

EL ESTRÉS

Las teorías sobre el estrés, lanzadas por el fisiólogo Walter Canon, primero, y el científico Hans Seyle, después, se han convertido, por fin, en evidencia científica.

O como dirían los profanos, por qué un trabajador intenta quitarse la vida debido a presiones profesionales. Por qué algunas mujeres enferman de cáncer años después de sufrir una tragedia familiar. O por qué hay ejecutivos que ni fumaban ni bebían y llevaban una vida sana, pero murieron de un infarto tras vivir durante décadas bajo la presión de la cuenta de resultados.

Ante cualquier situación de estrés, externo o interno, el sistema nervioso central, el eje hipotalámico hipofisario (HPA), el sistema cardiovascular, el metabólico y el inmune responden.

El precio que cada persona paga por adaptarse a las situaciones estresantes es lo que el científico Bruce S. McEwen, de la Universidad Rockefeller y autor del artículo de la revista New England, denomina carga alostática.

Es, en definitiva, el desgaste que se produce tanto por una actividad extrema o demasiado baja de los sistemas enumerados anteriormente como respuesta a las tensiones.

Y ese precio no es el mismo para todos. Bruce S. McEwen pone un ejemplo. A la mayoría de las personas se les activa el HPA cuando tiene que hablar en público. Después de tener que enfrentarse repetidamente a este suceso, muchas de estas personas se habitúan y la secreción de cortisol (un glucocorticoide, hormonas segregadas por las glándulas suprarrenales como respuesta al estrés) no se incrementa como lo hizo durante los primeros discursos. Sin embargo, un 10% de estos individuos se pondrá siempre tenso cuando tenga que dar una conferencia y sus niveles de cortisol aumentarán en todas esas ocasiones. Otros, en cambio, pagarán esta tensión aumentando su presión arterial.

Dos factores determinan cómo se enfrenta cada individuo a una situación de estrés. La forma en que cada uno percibe ese momento (mientras que para algunos volar en avión no supone un factor de estrés, para otros sí lo es) y el estado general de salud, que está determinado por factores genéticos, ambientales o el estilo de vida.

Así, por ejemplo, las personas cuya tensión arterial se eleva durante horas después de producirse un hecho estresante; suelen tener un familiar directo (padre o madre) hipertenso. Son los genes, por tanto, los que están elevando su susceptibilidad a sufrir estrés cardiovascular.

De tanto hablar de ello hemos llegado a pensar que el estrés era una enfermedad de nuestra época, algo provocado por la vida en las grandes ciudades y la fuerte competencia social. Pero el estrés no es patrimonio de nuestra era y ni siquiera del ser humano; es algo que va unido inexorablemente a la supervivencia. Es más, una persona que no tuviera estrés es posible que sucumbiera fácilmente de inanición. Por ello, podemos considerarlo como el mecanismo básico de adaptación continuada al medio, un estado de excitación mediante el cual conseguimos estar siempre alertas, no solamente contra posibles enemigos, sino para buscar comida, cobijo, amor y protección.

Cada acto de nuestra vida, sea cual sea la edad que tengamos, supone un esfuerzo para cubrir nuestras necesidades. El niño recién nacido deberá llorar cuando tiene hambre, si le duele algo, si necesita compañía o requiere ayuda. Desde el mismo momento en que nace ya aprende a estar en una situación de alerta continuada si no quiere morir o al menos sufrir; ese destino u obligación le acompañará el resto de sus días.

Y es que el estrés no es un problema, ni una enfermedad sino el modo mediante el cual nuestro cuerpo reacciona a las necesidades de la vida, algo que todo ser vivo tiene que asimilar le guste o no. Gracias a que nuestros mecanismos defensivos son instintivos, rápidos y en la mayoría de los casos eficaces, podemos permanecer vivos y cubrir nuestras necesidades diarias sin problemas. La producción de la energía, la fuerza muscular, la lucha o la huida, nos permiten seguir vivos y este instinto es el más poderoso de todos. Por detrás de ello está el deseo de aparearse, la continuidad de la especie, la necesidad de compañía o la protección de la prole.

Si bien es cierto que la capacidad de supervivencia es ahora algo más sencilla que en los primeros seres humanos, los llamados hombres prehistóricos, en parte por el desarrollo de las leyes que protegen al débil y castigan al agresor, cualquier vida social y laboral sigue estando marcada por los mismos problemas básicos que hace miles de años: comer, dormir, vestirse y protegerse contra las agresiones de la naturaleza, de los animales o del propio hombre.

Nuestros reflejos instintivos nos permiten reaccionar rápidamente ante las agresiones o el fuego, de la misma manera que lo hacemos para no ser arrollados por los cientos de automóviles que circulan en las ciudades, evitar caer rodando por las escaleras o no coger un cristal roto sin las debidas precauciones. Ahora todo nos puede parecer más sencillo que antes pero la lucha por conseguir el alimento diario sigue tan vigente como antes y ello nos conduce invariablemente a un estado de tensión diaria que no podemos abandonar. En el momento en el cual los esfuerzos por adaptarnos al medio en que vivimos son demasiados para nuestra capacidad física y mental es cuando entramos en el estrés patológico ya que nuestro grado de excitación necesario aumenta a unos niveles intolerables.

Afortunadamente el cuerpo humano está tan bien diseñado que incluso cuando nuestra capacidad de adaptación se encuentra desbordada puede aguantar durante algún tiempo sin problemas. Es en esos momentos en los cuales la tensión se convierte en lo que la gente considera el verdadero estrés, aunque ahora sepamos que la palabra no está correctamente empleada para definir un estado de sobrecarga. De cualquier manera y para evitar confusiones, la seguiremos utilizando.

Por tanto, podemos considerar al estrés como un estado del cuerpo en el cual nuestra capacidad para enfrentarnos a los problemas diarios es insuficiente y las respuestas que utilizamos no sirven o no son las adecuadas. Esta sobrecarga puede ser asimilada perfectamente durante un corto espacio de tiempo y de hecho lo hacemos cotidianamente como por ejemplo, correr para coger el autobús, hacer horas extras durante tres días, cuidar a un enfermo y no poder dormir apenas, o tener que descargar muebles en una mudanza.

También es frecuente que nos veamos sometidos a situaciones de estrés muy intensas por motivos emocionales, como pueden ser un divorcio, el fallecimiento de un ser querido, un enfado con nuestra pareja, embarazo, mala situación económica, cambio en nuestro trabajo o un despido, problemas con los compañeros o disfunciones sexuales. Otros problemas menores que nos producen tensión pueden ser un hijo que se nos casa, nuevas exigencias en el trabajo, problemas con la familia del cónyuge, cambio de domicilio, la notificación de una multa, insomnio, vacaciones con toda la familia o una fiesta improvisada.

Según los psicólogos, las situaciones de estrés más intensas son el fallecimiento de nuestra pareja, un divorcio e incluso nuestro matrimonio. De ser cierto parece ser que la vida en pareja es lo que más nos puede crear situaciones de estrés intensas, pero, aún así, casi todo el mundo quiere vivir con alguien del otro sexo.

De todas maneras no debemos considerar estas tablas completamente certeras ya que no sabemos en qué grupos de población se han realizado (pobres, ricos, cultos, labradores), y ni siquiera la edad. Parece obvio que a cada cual nos afecta una cosa y que mientras para uno el fallecimiento de su pareja puede suponer la pérdida de los deseos de seguir viviendo, para alguien joven no lo es tanto y para algunos será incluso una liberación. En este caso parece ser que la edad condiciona mucho la respuesta emocional.

Hay situaciones de estrés que, sin embargo, son especialmente peligrosas y son aquellas en las cuales el problema dura mucho tiempo, ya que el cuerpo humano va perdiendo poco a poco su capacidad de soportar el problema.

Por ejemplo:

- **Encarcelamiento** prolongado. En este caso lo asimilan peor quienes no eran plenamente conscientes de que algún día podrían acabar así. Las personas que no siguen las leyes de manera habitual están preparadas para que algún día deban pagar por ello y de ocurrir el encarcelamiento lo asimilarían relativamente bien.
- **Despido**. También aquí influye mucho la edad y las posibilidades de volver a encontrar trabajo. Si en nuestra mente existe la posibilidad de ello el problema lo encajamos mejor que cuando lo vemos poco menos que imposible.
- Disfunciones **sexuales**. Afectan bastante más al hombre que a la mujer y suelen conducir a un callejón sin salida ya que cada nuevo fracaso es una pérdida más de la esperanza de curarse.
- **Préstamo** bancario. Suelen concederse a tan largo plazo que no lo podemos apartar de nuestra mente durante al menos diez años, especialmente si la situación económica es inestable. Afortunadamente siempre existe la posibilidad de dejar de pagarlo y con ello recuperar la tranquilidad, aunque para ello debamos dejar el bien adquirido con él.

De una manera más psicológica y sin tener en cuenta, por tanto, el factor físico de agotamiento, estos trastornos nos conducirían irremediablemente a una situación delicada de estrés:

- **Miedo:** esta sensación es tan intensa que nos puede anular todos nuestros mecanismos defensivos e incluso paralizarnos. Pero el miedo no es solamente a una agresión física que pueda poner en peligro nuestra vida, sino el miedo a perder el trabajo, a que nuestros seres queridos mueran, a que Hacienda nos embargue nuestros bienes o a quedarnos solos. Esta sensación angustiosa, si se prolonga demasiado, nos causará un daño corporal muy serio y comprometerá nuestra salud.

- La **rutina** o el **cambio**: siendo dos circunstancias totalmente opuestas pueden provocar sensaciones iguales. La falta de estímulos nuevos, la sensación de que nuestra vida carece de alicientes y que continuará así durante los mejores años, nos puede llegar a producir un rechazo a nuestro "modus vivendi" y cada nueva jornada será llevada con hostilidad. Este efecto de rechazo se manifiesta también con frecuencia en los matrimonios de larga duración, especialmente cuando llega la denominada "crisis de los 40", edad en la que es frecuente plantearse cómo ha sido nuestra vida y cómo nos gustaría que fuera el resto, cuando aún tenemos tiempo para rectificar. Pero el problema es que solemos culpabilizar a nuestra pareja de ello, sin darnos cuenta que el destino de cada uno es totalmente individual y depende de nosotros mismos. Y en el lado opuesto de la moneda tenemos al cambio, continuado o esporádico, el cual nos obliga a adaptarnos rápidamente a una nueva situación, rompiendo con otra que conocíamos perfectamente y a la que ya estábamos adaptados. Aunque con el paso de los días cualquier cambio es beneficioso para darnos nuevos alicientes, en las primeras semanas nos gustaría regresar a la situación cómoda que teníamos, a la cual estábamos perfectamente adaptados.

- La **tristeza**: más que la tristeza en sí lo que produce mayor estrés es la falta de desahogo en algún hombro amigo. La imposibilidad de comunicar nuestros problemas o el reprimir el llanto, suelen provocar tarde o temprano enfermedades del alma. La muerte de un familiar cercano, especialmente el cónyuge o los hijos, la infidelidad de la pareja, el no sentirse querido o la ruina brusca económica, producen tal tristeza que acaban con frecuencia en la desazón y en ocasiones en el suicidio.

- La **incertidumbre**: tampoco es una casualidad que los adivinos y futurólogos persistan desde hace milenios y que las personas acudan a ellos sea cual sea su condición social o cultural. El deseo de saber qué nos deparará el mañana es una anhelo de toda la humanidad, aún cuando nuestra vida actual no sea especialmente desagradable. Pero esta incógnita del mañana es especialmente estresante cuando se trata de una situación laboral incierta en la cual el despido está siempre en nuestra mente; la enfermedad grave de un familiar cuyo final nadie es capaz de confirmarlo; el temor a que un delincuente o terrorista que sabemos va detrás de nosotros pueda lograr su malvado propósito, o el no saber si por fin el clima mejorará la cosecha que con tanto esfuerzo hemos logrado, son algunos ejemplos de situaciones inciertas que nos perjudicarán nuestro psiquismo.

Situaciones que agravan el estrés:

- Personalidad agresiva, deseo de hacer justicia, intolerancia con el discrepante.
- Impaciencia por conseguir los fines perseguidos, con los torpes, con los ancianos y en general con cualquier persona poco habilidosa o incapaz de resolver los problemas cotidianos.
- Dieta poco saludable, rica en carne y carentes de grasas vegetales. También las carencias de vitaminas del grupo B.
- El alcohol.
- Un entorno hostil, lleno de ruidos, problemas con el vecindario, líneas de alta tensión próximas, cabecera de la cama mal orientada o viviendas con pocos espacios abiertos.
- Práctica deportiva demasiado intensa o continuada.

Síntomas del estresado:

- Poca apetencia por las situaciones relajantes pasivas, como el cine, escuchar música o leer.
- En los ratos libres, necesidad de acudir a lugares muy bulliciosos y concurridos, como un estadio de fútbol, discotecas, reuniones multitudinarias, concentraciones políticas o asambleas de trabajo o vecinales.
- Morderse las uñas, mantener los dientes apretados, cruzar los brazos cuando hablamos, mover las piernas continuamente cuando estamos sentados o tener algún tic nervioso incontrolable.
- Necesidad de estar haciendo algo siempre. No poder estar sentado sin hacer nada, absolutamente nada.
- Tener siempre en las manos algo cuando hablamos, como un papel, un bolígrafo, un clip, etc.
- Tamborilear continuamente los dedos.
- Imposibilidad de conciliar el sueño rápidamente, sin esfuerzo. Decir que si no hace tal cosa (fumar, leer, ver la televisión) antes de acostarse, no puede dormir.
- Acidez estomacal, malas digestiones, gases intestinales, impotencia o frigidez, sarpullidos en la piel, enfermedades alérgicas, psoriasis o jaquecas.

- Hablar demasiado deprisa, sin escuchar los razonamientos del oponente.
- Comer pipas compulsivamente.
- No tener en absoluto sentido del humor.
- Ataques de ira o de llanto.
- Pérdida de la memoria que le obliga a llevar siempre una agenda personal.

Entre el estrés y la enfermedad

Además de los problemas de salud física que ya hemos mencionado, la persona estresada puede desembocar con el paso de los años en una situación mental más compleja que indudablemente requiere ayuda médica.

Estas son algunas de las patologías más frecuentes:

1. **Neurosis:** Trastornos en los cuales hay obsesiones, fobias, manías y ansiedad, llegando a alterarse poco a poco el carácter. Se conserva lúcida la capacidad mental, la diferenciación entre fantasía y realidad y el comportamiento social global. Estas personas suelen ser definidas como "maniáticas".
2. **Ansiedad:** es un estado de intranquilidad que no corresponde a los que ocurre a su alrededor. La persona se mueve por impulsos, más que por reflexiones, y es frecuente que manifiesten el temor a perder el control de sus emociones.

Hay demasiada fantasía en los hechos y existe un deseo de huida constante.

3. **Fobias:** hay temores exagerados hacia objetos, situaciones o personas, las cuales en sí mismas no constituyen peligro. Las fobias suelen ser hereditarias y se desencadena una huida manifiesta de toda situación de presunto peligro. De no lograrse se puede desencadenar una crisis de pánico extrema. Estas personas terminan limitando su vida a un círculo muy reducido en el cual no ven peligro.

4. **Estrés postraumático:** el recuerdo de una situación negativa que le produjo daño produce un embotamiento de su conducta cada vez que una situación similar aparece en su vida. Los veteranos de guerra, los niños abandonados, las agresiones o las violaciones, son algunos de los ejemplos más conocidos. También son frecuentes el miedo a la pobreza, a la autoridad, a subir en los aviones, a los ascensores o a los animales. Siempre ha existido un problema en el pasado que les condiciona para siempre en el futuro.

5. **Narcisismo:** suele declararse en el seno de la familia y en ellos no solamente hay un cuidado exagerado del físico que le produce una tensión continuada, sino que también hay una demanda de atención y ayuda constante, con una intensidad y exigencia tal que llega a agotar a todos. Las mujeres afectadas acaban con jaquecas crónicas, frigidez, astenia y

dismenorrea. Cuando alguien no les satisface sus caprichos tienen ataques de ira y si no es suficiente vienen las amenazas o los intentos de suicidio, todo con tal de seguir siendo el centro de atención. Suelen ir de médico en médico y acaban hipocondriacos y consumidores de toda clase de fármacos.

6. **Hipocondríacos:** lógicamente una persona angustiada por su salud tiene que estar inmersa en un estrés muy alto y continuado. Su modo de referir la enfermedad, con detalles minuciosos, y la angustia que le produce cada síntoma, le hace no poder disfrutar de la vida y sobre todo de la salud.

7. Los **depresivos:** su falta crónica de momentos continuados de felicidad le llevan al agotamiento y a una sobrecarga emocional que les mina la salud. Una persona depresiva puede ser irritable, ansiosa, con tendencia al llanto, baja autoestima, crítico feroz de sí mismo, con poco interés en las actividades sociales, pesimista, anoréxico o abúlico, poco deseo sexual y con ideas muy acusadas sobre el concepto del pecado.

SINTETIZADOR DE ONDAS CEREBRALES

Unos dicen que todo es química dentro de nuestro cuerpo, mientras que otros insisten en que es la actividad eléctrica la que domina nuestras emociones y acciones. Lo que parece más probable es que el cuerpo humano sea tan complejo que estemos todavía muy lejos de comprender nuestra verdadera vida interior, especialmente aquella que hace referencia a los sentimientos.

Hay expertos que manejan la luz para modificar conductas, otros emplean medicamentos, unos pocos aún utilizan la electricidad, los más avanzados se concentran en el magnetismo, mientras que la mayoría lo mezclan todo con los movimientos corporales. ¿Y el sonido? Bueno, aparte de los efectos que la música tiene sobre las personas poco se ha investigado sobre ellos.

Según sus creadores, los sintetizadores de ondas cerebrales juntan el sonido con las señales visuales y logran así llegar a zonas cerebrales muy difícil de alcanzar por métodos naturales o sencillos. Unos auriculares con sonido estéreo (imprescindible para que cada hemisferio reciba un sonido diferente) generan una frecuencia entre 400 a 404 Hz, la cual irá alternativamente de uno a otro oído o simultáneamente a los dos, dependiendo del efecto que se pretenda. Una vez que el sonido ha llegado al cerebro este los mezcla y escucha una tercera frecuencia de unos 4 Hz la cual apenas es audible pero que el cerebro la procesa correctamente. De esta manera acústica ambos hemisferios cerebrales logran trabajar al unísono Simultáneamente y a través de nuestros ojos cerrados, unas gafas totalmente negras e incomunicadas con el exterior nos dejan pasar señales visuales de diferentes colores e intensidades, las cuales entran directamente en zonas de la hipófisis, de las glándulas timo y pineal, actuando y potenciando nuestras facultades de manera similar al sonido.

Nuestro cerebro

Es la parte corporal más desconocida y, sin embargo, la más vulnerable. A pesar de que la naturaleza ha situado al cerebro protegido por una masa ósea dura llamada cráneo y que cuenta, además, con una barrera que impide que lleguen tóxicos a través de la sangre, la facilidad que con la cual podemos alterar todas las funciones corporales mediante la manipulación de las funciones cerebrales es muy alta.

Desde hace algunos años sabemos que existen dos hemisferios cerebrales, el izquierdo y el derecho, los cuales tienen autonomía propia y cada uno funciones diferenciadas. Sería el equivalente a otras partes corporales que también tenemos por parejas, las cuales cumplen funciones similares, se pueden ayudar una a la otra, pero tienen capacidades sensitivas muy diferentes hasta el punto en que el desequilibrio de una zona altera el equilibrio de la otra y la excesiva actividad de un lado afectará a la actividad del otro.

El hemisferio izquierdo parece ser la parte más activa, quizás la más vital, y entre sus funciones demostradas pudiera estar la del lenguaje, en el sentido de codificar la información que le llega y transformarlas en sonidos que tengan un significado o utilidad.

El hemisferio derecho sería la parte intuitiva e instintiva, la que nos aproxima más a nuestra condición de animales o simplemente seres vivos. No trabaja con el razonamiento ni emplea el aprendizaje memorístico como forma de adaptarse, su instinto debe ser suficiente para resolver todos los problemas. Pudiera ser por tanto que mientras que el hemisferio izquierdo está más desarrollado en las personas con aptitudes para las matemáticas y ciencias exactas, el derecho sería la parte más activa en los artistas, los filósofos y los que se adaptan mejor a la naturaleza.

La cuestión más controvertida está centrada en si normalmente utilizamos ambos hemisferios de manera simultánea o esto requiere entrenamiento o la ayuda de alguna máquina. Por lo que ya se ha podido averiguar cuando un hemisferio está trabajando el otro se encuentra parcialmente bloqueado, siendo muy difícil que ambos puedan ejercer al mismo tiempo dado que, en principio, tienen propiedades y aptitudes diferentes. Pero, ¿qué ocurriría si lográsemos utilizar de manera simultánea ambos hemisferios? ¿Los grandes genios de la humanidad pudieran ser personas que de manera consciente o inconsciente han conseguido trabajar ambas zonas al unísono?.

Esta facultad se denomina como Hipersincronía y parece ser que ni los grandes inventores, ni mucho menos los grandes físicos y matemáticos, son personas que hayan conseguido entrar en este estado de la mente tan potente. Esta facultad parece estar reservada a los grandes pensadores, filósofos y divulgadores de religiones o misticismos. Según dicen, aunque ahora ya es imposible demostrarlo, Jesucristo, Mahoma o Buda y quizás el Dalai Lama, fueron algunos de los privilegiados que lograron entran en este estado unificado de la mente.

¿Puede una máquina lograr el sincronismo de los dos hemisferios?

Los razonamientos para lograr un aparato que consiguiera de manera sencilla esta interesante virtud, debían estar basados en algo tan elemental como el hecho de que el cerebro es muy sensible a las señales sonoras y luminosas. Es más, las investigaciones demostraron que las ondas cerebrales se sincronizaban sin problemas y de manera automática con el sonido rítmico, especialmente las ondas Beta que corresponden a la actividad normal diaria. También se averiguó que las ondas Alpha corresponden a la relajación, las ondas Delta al sueño y las ondas Theta se activan en los estados de meditación o sueño paradójico. También se descubrió que:

- Las ondas Beta correspondientes a la actividad normal son pequeñas y rápidas.
- Las ondas Delta del sueño normal son amplias y tensas.
- Las ondas de la relajación son onduladas y cortas.
- Las ondas Theta de la meditación son agudas y cortas.

Lo curioso de este descubrimiento es que se demostró que cuando se somete al cerebro a estimulaciones luminosas y acústicas de una frecuencia determinada, el cerebro es capaz de adoptar esta frecuencia al cabo de 10 minutos de estimulación, se sincroniza con ellas y emite entonces las ondas cerebrales correspondientes y todo ello se logra sin entrenamiento específico, sin esfuerzo y progresivamente desde la primera sesión.

Una persona que utilice un sincronizador de ondas y lo ajuste a la frecuencia de las ondas Alfa, por ejemplo, podrá entrar un estado de alerta y concentración muy potente, el cual se hará cada vez más intenso a medida en que se utilice el aparato.

La combinación de luz y sonido conseguiría una sincronización cerebral muy rápida y se podría poner en armonía el cerebro en pocos minutos y con ello un estado de claridad mental desconocido hasta entonces por el practicante.

Las posibilidades para su aplicación son muy amplias y cada individuo puede elegir, sin la ayuda de un experto, aquellos estados anímicos que más le interesen, como puede ser el sueño o la meditación. Pero aunque esto nos pueda parecer un avance científico extraordinario no hay que olvidar que ya se empleaba en la mayoría de los rituales y ceremonias místicas de los pueblos. En estos festejos la presencia de la luz y el sonido de los tambores y gritos era muy frecuente, teniendo, además, como particularidad la monotonía del sonido, sin altibajos ni cambios de modulación, lo que provocaba una especie de trance mental en sus participantes. Escuchen cualquier música ancestral, primitiva, y observarán la gran monotonía que posee, lo que cual le llevará a un estado mental muy curioso. Junto a ello, el fuego ocupaba siempre el otro papel esencial, no tanto por el calor que despedía sino por la luminosidad que generaba, lo que unido al sonido daba como resultado lo que ahora conocemos como sincronía cerebral.

Relajar o estimular

Si como sabemos la vida moderna nos obliga a un nivel de alerta muy importante, no solamente en nuestro trabajo (hay que ser eficiente si queremos ganar dinero), sino incluso en la supervivencia contra la delincuencia o en el cuidado de las personas que dependen de nosotros como los hijos o los ancianos, la pregunta más razonable que nos pueden hacer es si verdaderamente necesitamos relajarnos o estar despiertos.

El ser humano, al igual que la mayoría de las especies, basa su supervivencia en función de dos parámetros: o atacamos o huimos, las cuales nos llevan siempre al menos al 75% de nuestras actividades. Si no tenemos bien desarrollados ambos mecanismos de adaptación sucumbiremos con facilidad antes los muchos depredadores o no podremos cuidar ni siquiera de nosotros mismos. Pretender que sea el gobierno quien nos resuelva todos los problemas y nos proteja continuamente no solamente es ilusorio sino incorrecto.

Nuestro organismo cuenta con numerosos mecanismos de adaptación para cualquier circunstancia, algunos instintivos y otros desarrollados mediante la experiencia o el aprendizaje. Entre los instintivos tenemos al denominado "sexto sentido", el cual aunque no tan desarrollado como en las especies menos evolucionadas, funciona bien en la mayoría de las ocasiones. Mover la cabeza ante un ataque, retroceder cuando el adversario es más poderoso, escondernos para que pase el peligro, andar encogidos para pasar desapercibidos o guardar silencio para no ser descubiertos, son algunos de los mecanismos que casi inconscientemente realizamos cuando nos sentimos amenazados.

Estos serían los instintos de huida o camuflaje, pero también tenemos muy desarrollados los de supervivencia y adaptación a las circunstancias adversas, como es el caso de proteger con nuestro cuerpo cuando algo amenaza a nuestros hijos, salir en busca de la comida diaria, cerrar los puños si presentimos que nos van a pegar, gritar para atemorizar al enemigo, correr en pos del ladrón o protegernos eficazmente contra las inclemencias del tiempo, por poner unos ejemplos.

Cuando ambas circunstancias se dan (y a veces simultáneamente), toda nuestra maquinaria se pone en marcha, uniendo los instintos con el aprendizaje y estimulando la producción de hormonas, presión sanguínea, frecuencia cardiaca, producción de calor o mejor aprovechamiento de la glucosa. El problema es que para que todos estos mecanismos defensivos se puedan dar es necesario que el cuerpo esté fuerte y descansado. Si acumulamos tensiones nos llegará la fatiga y si nos sobrecargamos se declarará el estrés.

Para mejorar nuestra capacidad de descanso hemos inventado multitud de sistemas de relajación y muchos consideran que el deporte es un buen método. Sin embargo, y por un razonamiento lógico la práctica de un deporte es el peor método de relajación, aunque el cansancio generado nos haga creer que nos relaja. El deporte implica competencia, tratar de superar y ganar al contrario y esto genera estrés y tensiones, todo lo contrario de lo que pretendemos lograr. Otra cosa sería el ejercicio físico en solitario, en el cual sometemos al cuerpo a un ligero desgaste a cambio de lograr posteriormente un aumento de nuestras cualidades y todo ello sin tensiones ni presiones.

Un poco más lejos y por supuesto más tranquila y placentera, está la relajación que nos permite desconectarlos de los elementos de tensión y con ello favorecer los mecanismos de adaptación.

El sintetizador de ondas cerebrales

Lo que estos aparatos pretenden es ayudar a la propia computadora humana, no suplirla. Cuando nos sometemos a las estimulaciones del sintetizador nuestro cerebro lo único que hacer es aprovechar al máximo sus propios recursos, los cuales pueden estar bloqueados o sobrecargados por diversos factores. Mediante una interacción de los diferentes módulos que posee, el cerebro logrará una sinergía de nuestras facultades de pensamiento lógico, asociará ideas, mejorará la creatividad y la intuición, al mismo tiempo que estimulará la imaginación, tendrá, pues, una visión holística - global - de las cosas y los sucesos.

Nuestro cerebro está cada vez más solicitado por la gran cantidad de información que recibe, la cual debemos asimilar si queremos seguir teniendo alguna posibilidad de tener un puesto de trabajo. Empieza a estar ya muy lejana la época en la cual una persona debía aprender solamente una idea o labor y centrarse en ella. Ahora los avances tecnológicos son tan grandes y tan rápidos que cualquier profesional necesita estar adaptándose continuamente si no quiere quedarse desfasado en pocos años. Ello implica que necesitemos descansar profundamente para recuperar nuestras energías cerebrales, algo que paradójicamente está en oposición a las demandas sociales. Al mismo tiempo que existe una mayor demanda de facultades intelectuales, culturales y laborales, las horas que dedicamos al sueño no han aumentado sino que son menores y menos reparadoras. El ocio nos ha quitado horas de descanso y el descanso no es completo ya que con frecuencia tenemos que pensar lo que vamos a realizar al levantarnos.

Quizá por eso se crearon los sintetizadores de ondas cerebrales, ya que había que conseguir descansar totalmente en el menor tiempo posible, al mismo tiempo que potenciar nuestras cualidades intelectuales. Si los sueños era el mejor medio de recuperación mental había que lograr, o bien un sueño profundo, o bien un estado de reposo que proporcionara despiertos el mismo estado de recuperación que durante el sueño.

Lo que podemos esperar del sintetizador

Durante el sueño profundo el cuerpo se encuentra aislado del entorno y su conciencia pasa a formar parte no del mundo real sino de un estado de imaginación en el cual hay estímulos visuales y acústicos tan importantes como en el mundo real. A nivel técnico se habla de una mayor actividad cortical y la aparición de las hondas cerebrales Theta.

Ese mismo estado se puede lograr utilizando el sintetizador en estado de vigilia, a media mañana por ejemplo, y así conseguiremos entrar en una apariencia de sueño profundo sin necesidad de encontrarnos aislados del entorno. Podemos volver inmediatamente a nuestro estado de conciencia real de manera total, solamente con quitarnos el aparato de nuestros ojos, sin resacas, ni despertares lentos, de manera similar a lo que ocurre cuando una persona sale del estado de hipnotismo, de la meditación o de una sesión de yoga.

Al contrario que con el sueño real, por ejemplo la siesta, el despertar es tan lúcido y con tal plenitud de facultades, que la persona logra tener una visión mucho más amplia e imparcial de los problemas que le rodean y hasta es posible que encuentra la solución a un problema hasta entonces complicado. Este efecto es especialmente útil cuando los problemas son agobiantes y requieren una solución serena en un tiempo muy limitado. La participación global de todo el cerebro en la resolución del problema hace que la respuesta sea mucho más eficaz.

¿Tenemos un cerebro limitado?

Los científicos han cambiado tantas veces de opinión que ya no sabemos dónde está la verdad. Hasta hace pocos años nos decían que nuestra capacidad cerebral en cuanto al peso y estructura, estaba limitada y marcada genéticamente, por lo que o naces sabio o no te haces por mucho que estudies. También nos dijeron que tenemos un número concreto de neuronas y que, además, estas no se reproducen ni se regeneran. Una vez que mueren perdemos parte de nuestro potencial intelectual y sin remedio.

Pero al mismo tiempo nadie era capaz de explicarnos porqué personas tan inteligentes como Eistein, Picasso, Irvin Berling o Orson Wells, fueron capaces de grandes creaciones incluso en los últimos años de su vejez, cuando se supone que sus neuronas estaban poco menos que caducas. La explicación era tan sencilla que no necesitaba de ningún aval científico: las neuronas, como cualquier otra parte corporal, solamente se deterioraba por falta de uso. En la medida en que una persona se mantiene activa intelectualmente, asimila los nuevos estímulos y tecnologías, y se esfuerza en aprender continuamente, su cerebro sigue conservando todo su potencial creativo e incluso mejorando día a día sin que la edad sea un inconveniente.

Lo que parece muy probable es que el tamaño del cerebro aumente ligeramente cuando los estímulos que recibimos sean muy amplios y continuados, de la misma manera que aumenta el número de fibras musculares y capilares sanguíneos cuando ejercitamos la masa muscular. Aunque todo está grabado genéticamente la capacidad de crecer y mejorar no nos abandona con la edad, hasta el punto en que el número de neuronas puede crecer en la misma medida en que lo hace su capacidad de transmitir impulsos nerviosos.

Por ello hay que tener muy presente que no solamente en la niñez es importante recibir estímulos y potenciar las facultades intelectuales, sino que este esfuerzo hay que mantenerlo de por vida, no solamente para mantener lo conseguido en la juventud sino para aumentarlo, de la misma manera que aumentamos nuestra experiencia. Una persona adulta que se limite a jugar en sus ratos de ocio y que tenga una profesión poco creativa, se estancará en sus facultades intelectuales y poco a poco su deterioro intelectual será muy notorio. No es extraño pues que con el paso de los años el cerebro de las personas que más actividad intelectual tienen siga creciendo en comparación con los que no lo ejercitan.

El problema que se puede dar con un exceso de información y de actividad intelectual es la aparición del estrés, lo cual aunque en principio no tiene por qué ser perjudicial con el paso de los días puede deteriorar nuestra capacidad de enfrentarnos al reto diario. Una sobrecarga en nuestra capacidad de asimilación mental bloquea todo el sistema cerebral y puede hacer que disminuya el rendimiento laboral de manera drástica. Cuando esto ocurre la persona afectada considera que es por poca dedicación y se enfrasca en más estudio y más horas de trabajo lo que le llevará con seguridad a un bloqueo total en su capacidad. Reduciendo el estrés a unos niveles tolerables mejorará la capacidad de aprendizaje y con ello el rendimiento laboral.

¿Cuáles son los cambios que se producen?

Supongamos que nos tumbamos en la cama con los ojos cerrados y sin tratar de dormir intentamos llegar a un estado de relax suficiente para estar cómodos. En ese momento entramos en un estado intermedio que se denomina como ensueño o zona crepuscular, en la cual aparecerán en nuestra mente imágenes fugaces, sin conexión aparente, que manteniéndonos despiertos lograrán mejorar nuestro descanso físico y mental. Nuestros pensamientos más negativos desaparecerán, nos sentimos muchos más creativos y estamos con una actitud óptima para aprender nuevas técnicas o materias sin demasiado esfuerzo. Es como si la mente estuviera libre de ideas bloqueantes y quedara más apta para admitir todas las sensaciones nuevas que quisiéramos introducir.

También conseguimos mejorar nuestra capacidad de juicio justo, al mismo tiempo que valoramos cosas y personas que antes no sabíamos cómo hacerlo e incluso que evitábamos pensar en ello. Es como si de tanto trabajar en una empresa o de vivir con nuestra pareja, nos hubiésemos olvidado de valorar si verdaderamente ese es el tipo de vida, de trabajo o de persona que desearíamos tener. Durante las sesiones con el sintetizador todo el universo que nos rodea se aparece tal cual es realmente ante nuestros ojos, sin criterios prefijados o impresiones falsas, ya que nuestra capacidad de juicio es mucho más perfecta.

En el mismo sentido hay que resaltar que nuestras propias limitaciones suelen quedar muy disminuidas, hasta el punto que nos podemos encontrar mucho más capacitados para emprender acciones o estudios que en principio parecían que estaban por encima de nuestras capacidades. No es extraño que nos interesemos por estudiar idiomas, llevar un régimen de adelgazamiento, emprender una actividad deportiva para la cual nos considerábamos negados o asimilar alguna nueva tecnología que pensábamos no era adecuada para nuestros estudios. Si el problema es de bloqueo emocional, el nuevo aprendizaje se puede lograr.

Estas conclusiones fueron analizadas por diversos investigadores quienes se dieron cuenta que el aprendizaje de cualquier materia de estudio se produce mejor y más rápidamente durante el sueño ligero. Por ello aquellas teorías que pretenden demostrar que durante el sueño profundo es posible aprender cualquier materia técnica no son válidas, ya que en esos momentos el proceso cerebral de asimilación cambia sustancialmente y no puede absorber la nueva información que está recibiendo, al menos de una manera eficaz. Esa información que le llega en un estado de sueño profundo pudiera ser que quedase almacenada en el subconsciente, pero difícilmente podríamos pasarla al consciente cuando nos despertamos. Tendríamos el mismo problema que existe para tratar de recordar los sueños, los cuales aunque hayan sido algo muy intenso no podemos recordarlos en su totalidad apenas nos despertamos.

Pero los sintetizadores de ondas cerebrales se basan en el aprendizaje realizado durante un estado crepuscular, semidormido, en el cual no existen los bloqueos que la vida cotidiana nos generan, ni el estado de sopor es tan alto que nos impida memorizar posteriormente los datos recibidos.

De lo que se trata es de abrir a voluntad y en el momento en que deseemos, todos los estados cerebrales que poseemos y emplearlos para lograr facultades que no se pueden desarrollar por los numerosos bloqueos que normalmente nos condicionan. Así podríamos llegar a potenciar la generación de las ondas Theta, las de la creatividad y el razonamiento científico, las cuales hasta ahora no podían ser controladas a voluntad por la mayoría de las personas aunque parece que se dan con frecuencia en aquellas personas que consideramos sabias.

Diferentes tipos de sesiones

Esta es una lista resumida de las utilidades más frecuentes para las máquinas sintetizadoras de ondas cerebrales:

1. **Estrés**: Tiempo de la sesión 15 minutos. Se trata de llegar en un tiempo muy corto hacia las ondas Alfa, las cuales tienen una frecuencia de 8-12 Hz (vibraciones por segundo) y facilitan un estado de relajación similar al que existe en los minutos

antes de dormirse. La ventaja es que es un estado adecuado para el día y que le permite, una vez finalizada la sesión, continuar con sus tareas cotidianas plenamente descansados pero muy activos. La relajación que proporciona es muy agradable, se siente optimista,, tranquilos, con sus preocupaciones perfectamente valoradas y con deseos de integrarse en la sociedad. Y todo ello sin perder espíritu combativo, de decisión y sin adormecimientos.

2. **Relajación:** Tiempo de la sesión 40 minutos. Ahora se pretende una estabilización de las ondas Alfa durante los últimos 20 minutos y se emplea para aquellos casos de conflictividad emocional más intensos en los cuales no es conveniente ningún tipo de estimulación, por pequeña que sea, pero se hace necesario al mismo tiempo una relajación profunda compaginada con la alerta necesaria para seguir trabajando. Adecuada para superar momentos de tensión intensa en los cuales es necesario el control total de nuestro comportamiento.

3. **Insomnio:** Tiempo de la sesión: 30 minutos. Se empieza con las ondas Beta que originan un campo magnético con una frecuencia de 13-30 Hz las cuales se registran cuando las personas se encuentran despiertas y plenamente activas de mente y cuerpo. Todos nuestro sentidos están concentrados en la vida cotidiana, lo mismo que nuestras preocupaciones. Después de unos minutos de adaptación cerebral al estado de vigilia y tomando plena consciencia de nuestras

preocupaciones, lentamente vamos cambiando las ondas cerebrales de Beta a Alfa para lograr entrar en el estado de sueño profundo que necesitamos. No se trataría de un efecto somnífero inmediato, sino de una adaptación paulatina al sueño, de manera similar al canto de cuna de una madre cuando su hijo no quiere dormirse; primero le canta cuando aún el pequeño está nervioso, después va bajando el tono de su voz para relajarle, hasta llegar a un leve susurro y tonos más graves cuando percibe que ya está entrando en el sueño. Esta secuencia lleva hasta las ondas Delta que con una frecuencia de 1-3 Hz son las que se producen durante el sueño profundo, aunque hay estados emocionales como el trance o la hipnosis que proporcionan los mismos efectos sin necesidad del sueño. Estas ondas mejoran el sistema orgánico defensivo favoreciendo la curación de las enfermedades.

4. **Creatividad:** Tiempo de la sesión: 30 minutos. Ahora lo que se hace es mezclar al mismo tiempo las ondas Alfa y Beta para mejorar la creatividad, la asociación de ideas y la visualización anticipada de los proyectos. Aunque produce un estado mental que nos aleja del mundo que nos rodea, nos mantiene alertas y con gran capacidad creadora y de reacción.

5. **Concentración:** Tiempo de la sesión: 30 minutos. Con un predominio de las ondas Beta se consigue un efecto estimulante muy vigoroso, incluso con resultados similares al café o a otros

estimulantes menores. Con la continuidad el efecto se suma y puede ser tan fuerte como cuando se toman anfetaminas, aunque lógicamente sin los efectos secundarios ni la depresión posterior que tienen los medicamentos. Se emplea especialmente para antes de los estudios, en época de exámenes o cuando el cansancio intelectual es muy intenso y no podemos desfallecer.

6. **Meditación:** Tiempo de la sesión: 40 minutos. Dicen que es el estado mental más difícil de lograr de una manera voluntaria. Con ello tratamos de introducirnos en las ondas Theta que con su frecuencia de 4-7 Hz nos llevará a un estado similar a la meditación profunda y al éxtasis espiritual. Dicen que solamente lo alcanzan los maestros en Yoga o de meditación trascendental, aunque afortunadamente con las máquinas sintetizadoras lo podemos lograr en pocas sesiones. Actúa sobre la parte más íntima del cerebro, aquella que hace la labor de una potente computadora y nos mejora la memoria, el aprendizaje, una conciencia clara y mayor potencia para ejercicios de fantasía, solución de los problemas e inspiración creativa.

Ejemplo de una sesión

1. Sitúate en un lugar tranquilo, sentado o mejor aún acostado y cierra los ojos.

2. Si dispones de un cassette lo puedes conectar directamente al sintonizador, aunque hay algunos modelos que ya lo llevan incorporado.

3. La música que elijas debe estar en consonancia con el efecto que pretendas lograr. De todas maneras y ante la duda, elige algo de música clásica. En el mercado también podrás encontrar piezas musicales especiales para estas máquinas.

4. En la primera sesión te sentirás confuso y quizá hasta mareado cuando las luces comiencen a parpadear a gran ritmo. No te preocupes porque el efecto es pasajero y enseguida te acostumbras.

5. Su uso no reviste problema alguno, pero las personas muy nerviosas o sugestionables quizás lo rechacen.

6. Elige un programa cuya duración no se exceda del límite de tiempo que dispongas. Si lo interrumpes antes de tiempo no te hace ningún mal, pero no lograrás los efectos que deseas ya que el programa lleva un orden y una duración muy estudiada.

7. Hay programas cuyas luces y sonidos oscilan muy rápido y ello no quiere decir que te vayan a poner nervioso. Confía en sus diseñadores.

8. Los aparatos llevan unas indicaciones para elegir aquella utilidad y modo de empleo que mejor te convenga pero, de todas maneras, con el tiempo serás tú el que escoja el más adecuado.

9. Si estás muy relajado no escojas programas que te relajen aún más y si estás tenso limítate a los de estrés o insomnio. Por ejemplo: si estás nervioso pero quieres meditar para reflexionar

sobre tus problemas escoge Meditación. Si estás falto de energía, estímulo vital o quieres estudiar, escoge Concentración. Si necesitas memorizar o quieres entender una materia compleja escoge Meditación. Y si lo que quieres es tener las ideas claras antes un montón de dudas pon Creatividad.

10.De todas maneras y aunque el aparato es inocuo no se aconseja en personas epilépticas, esquizofrénicas o demasiado impresionables. Si aparecen vértigos o mareos hay que suspenderlo.

En resumen...

El sintetizador de ondas cerebrales te servirá para:

- Mejorar tu cociente intelectual.
- Aumentar la memoria.
- Mejorar tu capacidad creativa.
- Corregir el estrés y la tensión emocional.
- Aislarte del entorno y sumergirte en un mundo mental distinto.
- Tener una mejor valoración del mundo.
- Estar sereno ante situaciones conflictivas.
- Ayudar a quitarte vicios y drogadicciones.
- Fortalecer las defensas inespecíficas.
- Ayudarte a dormir profundamente.
- Quitarte miedos y manías.
- Mejorar tu comportamiento en sociedad.
- Ser más tolerante con los defectos ajenos.

LA SOFROLOGÍA

Es la ciencia de relajación más nueva que existe, al menos entre las que no utilizan ningún elemento adicional que no sea el propio paciente, aunque en muchas ocasiones es conveniente acudir a un profesional que nos realice las primeras sesiones.

La sofrología (del griego: sano de mente), parte de la idea de que el ser humano puede estar en el mundo de tres maneras conscientes: la normal, la patológica, y la extraordinaria o sofrológica. Todos podemos entrar en cada uno de esos estados de conciencia y pasar de uno a otro de manera voluntaria o accidental. Además, dentro de esos tres estados se encuentran la vigilia y el sueño que le darán una dimensión diferente. Existe un tercer nivel, a caballo entre los dos y denominado sofroliminal, que es el que pretende ser el motivo de esta ciencia de relajación.

Qué duda cabe que durante nuestra existencia cotidiana las circunstancias nos pueden hacer entrar en un estado de conciencia patológico, en el cual nuestras reacciones y sensaciones están desvirtuadas y no corresponden a lo que en realidad son. Las presiones tan altas que conlleva la vida en las sociedades modernas, en la que solamente el hecho de lograr la comida diaria es un duro reto para todos, conducen con frecuencia a una distorsión de la realidad y, por tanto, a un comportamiento patológico.

La persona que quiera entrar dentro del mundo de la sofrología deberá aprender sus técnicas, de la misma manera que aprende a caminar, a realizar algún deporte o a ejercer un trabajo manual. Todo cuanto haga para relajarse deberá tener un sentido lógico, práctico en sí mismo, y aplicado exclusivamente para cada caso particular.

El profesional no se deberá limitar a aprender de memoria unos cuantos razonamientos o teorías sobre la sofrología sino que tendrá que tener unos conocimientos muy profundos sobre el cuerpo humano, especialmente de la fisiología, el comportamiento y las enfermedades mentales. Ambos, profesional y paciente, deberán tener muy presente lo que es el autocontrol, esto es, la no-dependencia en un futuro de ayuda para solucionar nuestros propios problemas y la capacidad de absorberlos por negativos que sean. Sería, por tanto, un método de relajación de efecto inmediato y aplicable en situaciones de emergencia emocional o física.

Fundamentos:

El paciente, ya sea por sí mismo o con ayuda del terapeuta, debe realizar una autocrítica constructiva de sí mismo, no tanto para averiguar por qué ha llegado a esa situación de descontrol emocional (para eso están otras terapias más profundas), sino para buscar una compensación psicológica y física que le permita sobrellevar sin problemas esa anomalía.

Mediante esa crítica individual trataríamos de reconocer sin problemas qué es lo que motiva nuestra angustia, así como los trastornos físicos que ello nos provoca. Una vez analizado el mal pasaríamos a potenciar nuestras facultades físicas y psíquicas para, sin ocultar la realidad del problema, intentar fortalecer nuestro cuerpo y que seas capaz de encajar plenamente nuestra, llamémosla así, enfermedad. No se trataría, insisto, de ignorarla y ni siquiera de verla desde otro punto de vista, sino de asimilarla, como asimilamos nuestro sexo, nuestra edad o nuestra nacionalidad.

La persona bajo tratamiento de sofrología no es fácil que sucumba rápidamente a una recaída en su emotividad ante la menor contrariedad, ni debe acudir con urgencia al médico para que le escuche y le dé aliento o medicamentos. Su autocontrol y los métodos de relajación que ha aprendido serán suficientes para que no se desmorone y no tenga ninguna dependencia afectiva o química.

Basada en los trabajos del doctor López Ibor sobre la hipnosis, las teorías zen y budistas, así como en la propia experiencia mística de los yoghis del Himalaya, los doctores Binswanger y Kierkegaard descubrieron que no solamente la mente puede influir enormemente sobre el cuerpo, sino que el mismo cuerpo puede modificar substancialmente el pensamiento e incluso conducirlo a un estado de placer y relajación.

De lo que se trata es de trabajar el consciente, aquello que percibimos con claridad y que sabemos con certeza que nos está influyendo negativamente en nuestra salud. Ya no se trata de sacar a relucir complejos escondidos ni traumas de la infancia, sino de tratar de lograr que nuestro cuerpo sea capaz de controlar los daños psíquicos y físicos que nuestros problemas cotidianos nos producen. Mediante la sofrología podemos influir positivamente sobre todas las áreas mentales, especialmente el consciente, y con su potenciación soportar las adversidades.

Inspirada sensiblemente en las terapias orientales, para la mayoría de las cuales el alma no existe, y su peculiar concepción de la energía o CHI, esta terapia elimina todo cuanto de místico y esotérico pueda existir en el tratamiento de la mente y se concentra en lo que vemos y sabemos.

La razón es el mejor caballo de batalla y el aprendizaje lo que hace que cualquier persona pueda automedicarse, por decirlo de alguna manera.

Si existe un problema no hay que enmascararlo, ni adornarlo con retóricas o explicaciones como se hace en el psicoanálisis, sino hablar de él con sencillez.

Muchos detractores hablan de la sofrología como un sencillo método de concentración mental, mientras que otros lo critican diciendo que lo que en realidad se pretende es poner en trance a las personas y pedirles que se imaginen que están controlando a voluntad cada parte de su cuerpo.

También dicen que aunque lo que se pretende con esta terapia es que el cuerpo mejore a la mente, en realidad el mayor esfuerzo lo realiza la mente para conseguir la relajación del cuerpo, por lo que al final nos encontraríamos solamente con una especie de Yoga occidental.

Pero la sofrología no quiere que sus practicantes caigan en trance místico y ni siquiera que dejen la mente en blanco mientras se relajan, sino que tomen pleno conocimiento de su cuerpo para ayudar a su mente a que asimile los problemas emocionales que pudieran existir.

Relajados o alertas

Cuando un neófito en esta técnica observa una sesión de sofrología la primera impresión que recibe es que el paciente está semidormido, quizás ausente del entorno y en un estado de relajación profunda. Pero nada de esto es cierto ya que lo que caracteriza esta técnicas de otras similares es que tanto el cuerpo como la mente están en completa alerta. Aunque no se perciba desde el exterior hay un intenso trabajo físico por parte del paciente.

La sofroterapia permite realizar sus técnicas durante el día, en cualquier lugar, con un estado de alerta mental y física plenamente eficaz, lo mismo que puede simular en ese mismo momento un estado similar al sueño, con un alejamiento mental absoluto del entorno, pero sin los inconvenientes del dormido, o sea, la falta de posibilidad de controlar la situación. Mientras que la persona profundamente dormida no controla sus pensamientos y es presa de ellos, sean buenos o malos, el sofronizado puede conseguir que su cuerpo tenga las mismas sensaciones que cuando duerme en cuanto a descanso muscular se refiere, pero manteniendo una alerta mental absoluta que le permitiría "volver a la realidad" cuando quisiera.

Este estado o nivel se denomina "nivel sofroliminal" y tiene todas las ventajas del sueño placentero y ninguno de sus inconvenientes. Su cuerpo, plenamente relajado, consigue un estado de descanso total que le permitiría recuperarse en pocos minutos de un trabajo físico intenso, mientras que la mente se ejercita y se potencia por este trabajo tan especial. Al mismo tiempo y mientras el cuerpo descansa profundamente, se aprovecha para potenciar la gran cantidad de habilidades y facultades que una persona tiene que ser capaz de desarrollar en su vida, como por ejemplo: capacidad para desplazarse, control del equilibrio, sensaciones en sus cinco sentidos, percepción del tiempo y del espacio, sentimientos y emociones hacia las personas y cosas, memorización de los nuevos estímulos, recordatorio de lo ya aprendido, pensamiento y concentración en lo que hacemos y vamos a realizar, contemplación simple de lo que vemos, expresión adecuada del lenguaje, aprendizaje de nuevas materias, capacidad para comunicarse con las personas, control y expresión de los impulsos sexuales, conservación de la salud, imaginación para el futuro, afectividad y cariño, capacidad para superarse, racionalización de lo que ve y hace, voluntad para seguir viviendo y trabajando, moral y lucha por sus sentimientos místicos o religiosos, etc. etc.

Más fuertes y más conscientes

Ya hemos explicado que la sofrología está muy alejada de cualquier técnica de relajación, lo mismo que lo está de las teorías místicas o religiosas que tratan de involucrar al hombre en destinos superiores al resto de las especies. Lo que se pretende con estas técnicas es simplemente estar más capacitados para responder a las demandas de la vida diaria, sean buenas o malas, nos gusten o no nos gusten. Para ello lo que es esencial es la conciencia de lo que vivimos y no tratar de huir de lo que es inevitable. Las circunstancias que nos rodean son como son y debemos estar preparados y capacitados para absorberlas sin demora ni justificaciones.

No se pretende tampoco hacer una raza de superhombres, serenos y eficaces ante cualquier problema, ni tampoco hacer de una persona débil un valiente fortachón que no se atemoriza con nada y es capaz de responder con decisión en cualquier circunstancia. Quizá una buena explicación sería eliminar bloqueos corporales o mentales que nos impidan ser como en realidad somos o como podríamos ser con un entrenamiento adecuado. Por ello tampoco podemos lograr aumentar supuestas facultades intelectuales escondidas o dormidas, ni tratar de solucionar todos los problemas que llevemos encima. La panacea y los milagros no tienen cabida en la sofrología.

Todo el mecanismo para relajarnos es muy sencillo, no tiene varias explicaciones ni se puede considerar una técnica superior para personas inteligentes. Ello no implica que las primeras sesiones deban realizarse de manera autodidacta, sin el asesoramiento de un profesional, ya que no podemos olvidar que estamos influyendo y hasta manipulando las emociones de las personas y una mala interpretación inicial puede provocar daños en personas ya de por sí psicológicamente necesitadas de ayuda.

Psicología o técnica

Quizás la primera vez que una persona acude a un sofrólogo espera encontrarse con un consejero psicológico, un psiquiatra o cuando menos un filósofo a quien podemos contar nuestros problemas más íntimos. No es esta la misión del profesional, aunque es posible y hasta razonable que antes de comenzar las terapias se entable un diálogo entre paciente y terapeuta, más que nada porque siempre existe una necesidad imperiosa por parte de la persona afectada de contar su problema, lo que en principio puede ser el inicio de la curación.

Pero inmediatamente el tratamiento irá por los caminos adecuados que no son otros que el potenciar la conciencia para resolver de una manera indirecta el estado que nos causa daño. Por tanto, el terapeuta no tendrá que dominar necesariamente las bases de la psicología, al menos más allá de lo que necesita cualquier profesional de la salud, como tampoco deberá administrar ningún fármaco que supuestamente refuerce la terapia.

Algunos profesionales gustan de realizar ejercicios de sofronización que permitan hablar de experiencias negativas en el pasado, más que nada para que no sigan permaneciendo en el subconsciente haciendo daño. Ello permite que los problemas actuales puedan encararse igualmente con valentía, quizás porque son producto de errores en el pasado y elaborar un plan de comportamiento cara al futuro, pero ahora aceptando ya lo inevitable y corrigiendo las alteraciones. En resumen, se trataría de pasar de la situación de consciencia normal a la sofrológica, pero ahora de manera consciente, reflexiva, relajada y plenamente despierto.

Como final del tratamiento la persona deberá desligarse incluso de las terapias aprendidas, no utilizándolas cada vez que vuelva a tener un problema, ya que así entraría en un estado de dependencia psíquica y física que se pretende evitar. No se trata de cambiar un medicamento por la sofrología, sino de elevar los tonos físico y mental excesivamente contraídos, permitiendo un estado de relajación que nos permita afrontar los problemas diarios. Con el paso de los tiempos este entrenamiento habrá quedado grabado ya para siempre en nuestra memoria y al igual que cualquier aprendizaje saldrá instintivamente a la luz cuando las circunstancias lo requieran, sin necesidad de acudir de nuevo al sofrólogo.

Patologías a tratar

Esta sería una resumida lista de las enfermedades o aplicaciones en las cuales la sofrología puede constituir una terapia única:

- Como terapia conjunta en problemas psicológicos como depresiones, neurosis, problemas de adaptación social, anomalías del comportamiento y psicosis poco profundas.
- En la preparación al parto y durante éste.
- Para ayudar a respirar en las enfermedades bronquiales y asmáticas, así como en las alergias que influyen en el sistema respiratorio.
- En las taquicardias, cardiopatías, riesgo de infartos y la tensión arterial alta o descompensada.
- En todos los deportistas de élite para ayudarles a potenciar su organismo y mejorar su adaptación al sobresfuerzo. De especial interés es su utilidad en aquellas prácticas deportivas que implican un buen equilibrio del sistema nervioso, como pueden ser el tiro al blanco, el tiro con arco, la esgrima o la gimnasia rítmica. También se emplea en los deportes de contacto

que necesitan un buen control psíquico, como las artes marciales.

- Para mejorar enfermedades en las cuales el componente emocional es decisivo, como es el caso de las úlceras gástricas, la obesidad, la psoriasis o las disfunciones tiroideas.
- También será de ayuda para mejorar las anomalías sexuales como la frigidez, impotencia, vaginismo o eyaculación precoz.
- En las contracturas musculares, tortícolis o ciáticas.
- Como preparación a la anestesia o cuando se recomiende la anestesia local. También para aliviar las molestias postoperatorias.
- En los trabajos odontológicos molestos pero que no requieran anestesia local.

LAS LÁGRIMAS: REMEDIO INFALIBLE PARA LA TENSIÓN EMOCIONAL

No sabemos con certeza si las lágrimas (más concretamente, la capacidad para llorar), son algo exclusivamente patrimonio del ser humano, de la misma manera que parece ser la carcajada o la risa. Si esto es así, deberíamos preguntarlos por qué de ello, ya que no parece lógico admitir que haya sido por una especie de premio que la naturaleza nos ha querido otorgar.

A nivel físico la función de las lágrimas está clara ya que permite mantener todo el ojo humedecido, pero lo curioso del caso es que los bebés lloran sin lágrimas y a partir de los 60 años las lágrimas también han disminuido sensiblemente, lo que no parece crear problemas especiales a unos y otros. Pero al margen de este grupo de personas, cuando las lágrimas desaparecen total o parcialmente los problemas en el ojo se multiplican.

Las personas que llevan lentillas son especialmente sensibles a la producción de lágrimas ya que éstas deben flotar en medio de una película de agua. Cuando esto no ocurre así la lentilla se queda fija, no se desplaza con el parpadeo y comienza un período erosivo que abrasa el párpado superior, posteriormente el inferior y de no corregirse se producirá una úlcera corneal, más o menos reversible. Lo curioso del caso, en cuanto a las personas que llevan lentillas, es que incluso aunque las hayan llevado sin problemas durante muchos años un buen día, sin razón aparente, el ojo deja de producir lágrima, se reseca, y ya no hay manera de volver a utilizarlas, debiendo recurrir de nuevo a las gafas.

¿Por qué lloramos?

Parece ser que la cantidad de lágrimas no tiene una relación directa con el dolor que sentimos, ya que sucesos aparentemente inocuos nos producen un baño de lágrimas, mientras que otros con dolor profundo apenas nos dejan esbozar un ligero lagrimeo imperceptible. En ese mismo sentido, los niños son de lágrima fácil, las mujeres más que los hombres, los ancianos dicen que se comen sus lágrimas, mientras que las lágrimas de cocodrilo son una realidad y no una frase.

Lo más probable es que las lágrimas sean un mecanismo de expulsión para nuestros sentimientos, de la misma manera que lo son los gritos o el sudor, los cuales empleamos de manera inconsciente para liberarnos de algo que nos hace daño. Pero lo curioso del caso es que también podemos emplear el lloro para liberarnos de una tensión emocional o para expresar nuestra alegría, del mismo modo que podemos emplearlo para implorar ayuda, coaccionar a otra persona o, simplemente, para lubricar un ojo reseco o expulsar un cuerpo extraño. Todo ello nos deja bien claro que las lágrimas son un extraordinario mecanismo corporal que puede solucionar muchas cosas.

En muchas ocasiones lloramos demasiado poco en relación al dolor y en otras circunstancias tanta lágrima no está justificada y sin embargo parece que nos recreamos en la cantidad, hasta el punto de que alguien nos cede su pañuelo. Lloramos de rabia, por pura hipocresía (así disimulamos), falsamente (Nerón fue un ejemplo de ello), sin una causa que lo justifique (lágrimas de cocodrilo, dicen), por cuestiones de imaginación (somos los protagonistas de una película fleticia), en sueños (es el lloro más profundo de todos), antes de que nos hagan daño (los niños lloran antes de que les pongan la inyección), durante el daño (lógico), después de ello (el recuerdo nos traiciona), por pura ternura (un recién nacido), de felicidad (cuando nos toca la lotería), en la marcha y el regreso de un ser querido (chocante, pero cierto), voluntariamente (para buscar consuelo), involuntariamente (podemos quedar en ridículo) y hasta cocinando (la cebolla, ¿recuerdan).

Todas estas situaciones y algunas docenas más, solamente se dan en el ser humano y esto que nos debería hacer felices nos importuna bastante. No siempre es agradable que los demás conozcan nuestras emociones, aquello que pertenece solamente a nosotros. Con las lágrimas nuestro mecanismo de defensa queda a merced del enemigo, del interlocutor, y ya no podemos disimular. Si nos aman aprovecharán para darnos un beso, pero si nos odian será la señal para atacarnos sin piedad.

Sin embargo, y al margen de todas las consideraciones anteriores, lo más increíble es que podemos llorar lo mismo de felicidad que de tristeza, dormidos que despiertos, cuando alguien muere y cuando otro nace.

Tipos de lloros

Los niños:

Son su mecanismo de defensa ante el miedo, ante el hambre y ante la demanda de auxilio. Con las lágrimas buscan compañía, caricias, de la misma manera que exigen la comida o que les cambien los pañales. En la medida en que comienzan a elaborar un lenguaje rudimentario van cambiando el lloro por los gritos o los golpes. Y así, cuando crecen van utilizando las lágrimas de una manera más concreta: para expresar dolor, aunque todavía es frecuente que la empleen para llamar la atención y conseguir sus propósitos. En la medida en que el dolor es más físico que emocional el niño segregará también abundante mucosidad y si es muy pequeño es posible que se orine. Por ello es una buena manera de valorar al daño que tiene en función del resto de las secreciones, ya que si están centradas en el ojo quizás el daño sea leve o de tipo psíquico, mientras que si hay secreción nasal es posible que exista dolor físico.

Los adultos varones:

Aunque ahora ya reprimen las lágrimas con menos frecuencia, todavía queda en nuestra genética mucho del papel de personas fuertes e insensibles, lo que nos genera no pocas enfermedades. Cuestiones machistas aparte, lo cierto es que el hombre no es muy dado a llorar en público y prefiere reprimirse en silencio, ahogando con más o menos estilo la salida de las lágrimas. Resulta casi imposible ver a un adulto llorar por haber sido golpeado por una mujer y en la mayoría de las ocasiones incluso por otro hombre. Sin embargo, y en contrapartida y para demostrar que somos sensibles, no tenemos ningún reparo en llorar a moco tendido cuando se nos muere un familiar o un amigo querido; aquí ya no hay varón que no llore sin problemas.

Lo cierto es que el dolor molesta a todo el mundo y lo que diferencia a unos y otros es la forma de manifestarlo en público, eligiendo unos las lágrimas y otros el apretar los dientes. Una prueba de ello son la multitud de coloquios televisivos en los cuales la mujer es la protagonista de miles de desgracias y quejas. Por cada hombre que hay exponiendo su problema hay al menos diez mujeres. Alguien mal informado pudiera opinar que es porque las mujeres tienen más problemas o más motivos de quejas que el varón, argumento que obviamente no se sostiene utilizando simplemente el sentido común. Los problemas son comunes a los dos sexos y la única diferencia estriba en que el hombre no está tan dispuesto a exponerlo en público como la mujer. Cuestiones de hombría, dicen.

Las mujeres:

No quisiera que ninguna feminista se me irritase por ello, pero lo cierto es que la mujer es tan proclive al llanto como el niño. La podemos ver llorar si su hijo se hace daño, si su madre la pega una bofetada, si su amor la abandona, con un culebrón sentimental, con el recuerdo de un amor que se fue, y por supuesto por las cosas más lógicas como el dolor físico propio (también con el ajeno) y la muerte de un ser querido.

Pues esta frecuencia para llorar parece ser que la viene de perillas, ya que al aliviar así su dolor evitan que el mal se le quede dentro y la cause un daño más serio. En este sentido, y sin que sirva de precedente, los hombres deberíamos imitar a las mujeres, soltando todas nuestras penas con un mar de lágrimas.

No quisiera ser mal interpretado pero lo cierto es que, según criterios muy serios avalados por psiquiatras, las mujeres utilizan el llanto propio para hacer daño, bien sea a su pareja, a sus padres o a sus hijos. En estos casos utilizan el llanto como un arma para recoger cariño o al menos para que las tengan en cuenta. Saben que sus lágrimas van a conmover a quienes la ven y las utilizan con ese fin, de la misma manera que las emplean para casos más serios, como puede ser para evitar una violación, pedir clemencia a una persona que las pega o demandar ayuda a una persona poderosa. En estos últimos casos qué duda cabe que es mejor llorar que no ser atendida en su ruego.

Para exponer con mayor claridad la diferencia entre el lloro de una mujer y el de un hombre, valga este ejemplo: imagínense una mujer que sale a la calle llorando porque su marido la está pegando. A buen seguro que encontrará ayuda con rapidez por parte de los hombres y mujeres del vecindario. Pues ahora imagínense (si pueden) que es un hombre el que sale a la calle llorando demandando ayuda porque su parienta le está sacudiendo. Si alguien puede contener la risa quizá le ayude.

¿Más lágrimas es igual a mayor sensibilidad?

Aparentemente sí. Qué duda cabe que hay personas duras, tercas y con tan poca humanidad que no derramarán una lágrima ni por la muerte de un familiar cercano, mucho menos por el dolor ajeno. Se diría que no tienen lágrimas y que no sienten el dolor, pero lo que se ha podido comprobar es que todo el mundo llora, interna o externamente, y la única diferencia está en la capacidad de sentir aflicción por las cosas que ocurren a nuestro alrededor, en la mayor o menor sensibilidad. Si no existieran personas sensibles la humanidad quizá no existiría ya. La solidaridad para con los demás, la ayuda al débil, al recién nacido, la protección a los ancianos, al que tiene hambre o el cuidado a los enfermos, son actos que han mantenido al hombre en la Tierra y ello ha sido posible porque existen personas sensibles.

Pero aunque existe una mayor facilidad para las lágrimas en una buena persona que en otra dura de corazón, no todo lo que reluce es oro. Ni la persona que más llora es mejor, más humana, ni el que menos llora es porque no tiene sentimientos. Sufre más el que expresa mudamente, sin palabra ni lágrima, su dolor, que aquél que sueltan el caudal acuoso al menor problema. Lo que si es importante para diferenciar el hipócrita del honrado, al menos en cuanto a lloros se refiere, es el motivo por el cual llore. Debemos desconfiar de quienes lo utilizan como soborno o manera de conseguir sus fines y mirar detenidamente los ojos de quienes pensamos están sufriendo pero no lloran. Un simple vistazo a unos ojos humedecidos son prueba suficiente del dolor y la sensibilidad.

Por tanto, y de manera resumida, podemos admitir que quien más llora es al menos más débil y que cuando una persona poco dada a las lágrimas llora lo hace sinceramente, para mitigar su dolor interno. También podemos tener en cuenta la espontaneidad, aquél lloro explosivo, sin meditación y que brota a pesar de que la voluntad lo trata de reprimir. Esas personas que no deseaban llorar, al menos en público, esconden la cara, no les gusta el consuelo y hasta suelen pedir disculpas por sus lágrimas. Una vez pasada la crisis se avergüenzan de haber demostrado su debilidad y prefieren unos minutos de soledad. Al menos a ellos les podemos considerar sinceros.

¿Por qué lloramos de felicidad?

Si admitimos que las lágrimas sean una válvula de escape para nuestras emociones, para expulsar aquello que hace daño, nos cuesta difícil entender que también puedan ser una manifestación de nuestra alegría. En numerosas ocasiones, después de estar sometidos a una tensión muy intensa (el ingreso en la UVI de un ser querido o el retorno al hogar de un hijo que se había extraviado), nos hemos visto envueltos en lágrimas de alegría por la resolución feliz del problema. Este hecho es fácilmente explicable ya que anteriormente nuestro organismo estuvo sometido a un estrés intenso, acumulado, sin posibilidad alguna de liberarnos de él ya que la situación conflictiva no había desaparecido. Una vez resuelta, llorar nos liberaba de manera inmediata y mejor que cualquier razonamiento de nuestra sobrecarga. Sin embargo, no todo el mundo reacciona igual ante estos hechos ya que hay quien llora desde que tiene noticias del drama, otros buscan quienes les consuelen con cariño o palabras, mientras que la mayoría dan saltos de alegría cuando todo ha finalizado. ¿Por qué, entonces, hay quien deja brotar un chorro de lágrimas en momentos de alegría?.
Pudiera ser que el secreto estriba en la capacidad de cada uno para acumular la situación de estrés sin

tener necesidad de liberarla en esos momentos. Si una persona, cuando le comunican la mala noticia, empieza a gesticular, a lamentarse, llorar, a buscar ayuda moral de cuantas personas le rodean, es lógico que cuando la tensión ha desaparecido ya no necesite expulsar nada y pueda manifestar su alegría con risas o saltos. Pero aquellas personas que han tratado de encajar el problema en su interior y mantener la calma para poder comportarse de manera eficaz y no agudizar aún más el problema, deberán expulsar cuanto antes su tensión y para ello nada mejor que un lloro espontáneo.

Podemos llorar de felicidad por un problema que no sabemos si se resolvería satisfactoriamente, pero también lo podemos hacer cuando nos comunican una buena noticia, inesperada. En estos casos no había tensión previa, no había ningún problema que nos preocupara y ni siquiera esperábamos tan buena nueva. La felicidad nos llega así, de improviso, pero tan alta y repentina que nos cuesta encajarla. En ese momento nuestro cuerpo está nuevamente sometido a una situación de estrés intensa y si no lo solucionamos podemos enfermar de la misma manera que cuando la situación es desagradable. Las noticias de personas que han fallecido cuando les han comunicado un premio en la lotería, el retorno de un familiar lejano o cuando están haciendo el amor, no son nuevas y podríamos decir que las sepulturas también están llenas de personas que han muerto en un ataque de felicidad. Los ancianos son especialmente sensibles a ello y sino somos prudentes podemos provocar su muerte el día de su fiesta de cumpleaños o cuando les llevamos de vacaciones. Su capacidad de soportar el estrés de la felicidad es muy pequeña y debemos darles las buenas noticias poco a poco.

La solución ante esta situación ya la hemos apuntado: cuando la felicidad desborde nuestra capacidad de asimilación lo mejor es ponernos a llorar de alegría. Seguiremos siendo felices pero sin dolor físico.

Enfermedades y medicamentos que nos dejan los ojos secos

Entre las enfermedades tenemos a las reumáticas, el Parkinsonismo, las anomalías del colágeno, las distonías neurovegetativas, las disfunciones tiroideas, la deshidratación, la diabetes, la carencia de vitamina A y de ácidos grasos esenciales, así como las anomalías en la formación de las prostaglandinas. También están las alteraciones del lagrimal por traumatismos o infecciones, y el aire acondicionado que absorbe la humedad ambiental y la saca al exterior. En cuanto a los medicamentos que nos disminuyen nuestra capacidad de generar lágrimas tenemos a los somníferos y la mayoría de los psicofármacos, así como los antimitóticos, los antihistamínicos y antisecretores.

En el lado contrario tenemos a las enfermedades que pueden producir aumento de lágrimas, en especial las alergias, la conjuntivitis, el resfriado y la intolerancia a las lentillas.

No se olvide: si tiene estrés llore cuanto pueda

Si tiene complejos o no desea que nadie conozca sus debilidades, cosa razonable ya que sus enemigos pueden aprovechar para atacar, vaya al monte y llore cuanto quiera; regresará totalmente relajado, libre de tensiones y hasta es posible que vea las cosas de otra manera. Esta terapia es especialmente útil cuando se padecen mal de amores o cuando perdemos a un ser querido. Si su desgracia consiste en sentirse despreciado, en estar en paro o en problemas vecinales, su huida al monte no le solucionará nada y le convendrán otras de las terapias de relajación contenidas en este mismo libro.

EL ARTE DEL BUEN DORMIR

A pesar de que pasamos aproximadamente la tercer aparte de nuestra vida durmiendo no fue sino hasta ya avanzado el siglo XX, con la aparición del electroencefalograma, que los investigadores comenzaron a estudiar el sueño seriamente. Desde entonces, ha habido varias teorías que intentaron explicar qué ocurre a lo largo de la noche. La más antigua es la noción de que, de alguna manera, algo se desconecta por la noche, haciendo que la actividad fisiológica y psicológica llevada a cabo durante el día cesen, simplemente.

Grupos de parapsicólogos dan otra explicación más interesante a los sueños y mencionan la posibilidad de que en realidad lo soñado sea otra forma de vida, espiritual, imposible de registrar por medios mecánicos. Los sueños en los que se realizan hazañas imposibles (volar, ganar peleas contra gigantes, etc.), serían la compensación a nuestras frustraciones y cuando al soñar sufrimos, bien sea por amor, abandono o dolor físico, la causa estaría en una conciencia deseosa de apaciguarse o en una puesta en escena de aquello que verdaderamente nos preocupa, pero que durante el día no queremos pasarlo al consciente.

Otros grupos de científicos comienzan a insistir en que el sueño es un proceso activo, mediante el cual se estimulan varios centros cerebrales con el fin de que se produzcan cambios bioquímicos y hormonales necesarios para la salud.

Hoy admitimos, hasta cierto punto, que todas estas conclusiones pueden ser ciertas. Para que nos durmamos tienen que ocurrir dos cosas: tiene que haber una reducción de la actividad en aquellas partes del cerebro que nos mantienen alerta durante el día y, al mismo tiempo, ciertas partes del cerebro que se conocen como centros del sueño deben ser activadas. Los medicamentos hipnóticos y las plantas inductoras del sueño, actuarían en esta segunda parte.

Métodos para medir el sueño

Usando un *Polígrafo* para registrar el EEG, se ha encontrado que el sueño se presenta en cinco fases distintas y reconocibles:

1. En la fase primera, aquella que entramos según nos quedamos dormidos, es en realidad un estado transitorio entre la vigilia y el sueño, apareciendo en el *Polígrafo* como una serie de hondas regulares de baja frecuencia llamadas hondas *Theta*. No hace mucho tiempo, la fase primera fue de gran interés para los investigadores que, siguiendo postulados literarios y científicos, creen que las personas son más creativas durante un estado semi-despierto. Esperan que enseñando al sujeto a incrementar la actividad de las hondas, pueda aumentar su potencial creativo. Basándose en ello se inventaron las máquinas *sintetizadoras de ondas cerebrales* que tanto éxito tuvieron

hace unos pocos años. Desgraciadamente y aunque la gente ha sido capaz de emitir más hondas Theta, esta actividad no parece tener mucho efecto sobre el resto de las cosas.

2. La siguiente fase es en realidad la primera fase del sueño propiamente dicho. Si zarandeas a una persona que esté en la primera fase y le preguntas ¿estás despierto?, probablemente te contestará "no estoy seguro" o "sí, estoy despierto". En esta fase dos, sin embargo, la persona está claramente dormida y el suelo se caracteriza por explosiones rápidas y periódicas de actividad en sus ondas cerebrales.

3. Sigue el descenso nocturno hacia el sueño que se caracteriza ahora por ondas cerebrales lentas y sincrónicas. Esta fase representa junto con la siguiente el sueño profundo. Durante él se segregan ciertas hormonas del crecimiento que ayudan al cuerpo de los adultos a restaurarse a sí mismo y a los niños al desarrollo general. Aunque la pérdida del sueño profundo no es particularmente peligrosa en los adultos, si se desvelan posteriormente se levantarán doloridos al despertarse. En los niños el bloqueo en la secreción de la hormona del crecimiento alterará su desarrollo,

4. Lo que sucede después del sueño profundo es un fenómeno que ha puesto de cabeza a nuestras tradicionales ideas sobre el sueño. Esta es la fase conocida como REM, que se puede traducir como "Movimiento rápido del ojo". Desde el momento en que entras en la fase uno, tus ojos

comienzan a moverse lentamente de atrás adelante, continuando hasta esta fase cuatro. Al mismo tiempo, la actividad muscular disminuye en todo el cuerpo, cambiando de forma espectacular al entrar en REM. Los ojos comienzan a moverse a gran velocidad y todo el parámetro fisiológico del cuerpo parece enloquecer. La respiración se hace irregular, al igual que el ritmo cardíaco y la tensión sanguínea. Aquí estaría una explicación más del por qué muchos enfermos o ancianos mueren durante el sueño, sin causa aparente. Su debilitado cuerpo no puede soportar las tensiones. Otro fenómeno que se da son las erecciones genitales en los varones y un aumento del flujo sanguíneo en los de la mujer. En este mismo período es cuando tiene lugar lo que se denomina sueño. El REM se llama a veces sueño paradójico porque, aunque el cerebro está claramente activo, los músculos están profundamente relajados y el cuerpo parcialmente paralizado.

5. Si el sueño profundo tenía que ver con la restauración física del cuerpo, en el sueño REM parecen llevarse a cabo algunas funciones específicas relacionadas con la integración de la memoria y el proceso de la información recogida durante el día. Es como si la mente se convirtiera en una especie de computadora que nos hace ser capaces de recordar hechos aislados recientes y también vivencias muy antiguas, llegando a darse el caso de que somos

capaces de oír en nuestro cerebro voces del pasado con toda claridad. El súbito despertar de una persona que ha escuchado la voz de un ser querido lejano o incluso muerto, le llega a hacer creer que le estaban hablando allí mismo, a la cabecera de la cama, cuando en realidad ha sido una voz cerebral.

Estos schoks emocionales durante el sueño serían otras de las explicaciones a las muertes durante la noche, las cuales lógicamente nunca se pueden explicar. Lo que no se sabe con certeza aún es lo que ocurre cuando se priva a una persona de la fase REM durante un periodo de tiempo. Algunos estudios iniciales sugirieron que podían dar lugar a personas desconfiadas e incluso neuróticas. Un estudio que se realizó en un estudiante voluntario, en el que se le privó de la fase del sueño REM durante varias noches, dio como resultado el abandono de éste sin una explicación. Al estar considerado como una persona responsable se le buscó y se le encontró en una casa de prostitutas, lo que llevó a la absurda conclusión de que la privación del REM destruía la moralidad de las personas. Afortunadamente, posteriores estudios han demostrado lo absurdo de dichas conclusiones y los efectos reales de estas privaciones permanecen aún en el misterio.

Sí sabemos, no obstante, que hay una necesidad biológica del REM y si a una persona se le despierta en ese momento el primer signo será un movimiento rápido de los ojos o una bajada de la tensión muscular. En la segunda fase tendrá que ser despertado con doble intensidad que en la primera noche. En la tercera habrá que despertarle casi constantemente, ya que ello significa que el durmiente está haciendo un gran esfuerzo para alcanzar su REM. Por otra parte, una persona privada durante algún tiempo del REM, necesitará una mayor cantidad de éste cuando se ponga a dormir, con el fin de recuperarse.

Todas estas fases del sueño suceden en patrones rítmicos llamados ciclos del sueño, que se repiten a lo largo del curso de la noche. Comenzamos cayendo en la fase uno, descendemos a la fase dos, tres, cuatro y REM, ascendiendo entonces otra vez. Todo nos lleva unos 90 minutos desde que nos dormimos para completar el ciclo y entrar en REM. Este primer sueño es muy breve, solamente unos segundos, como si el durmiente se esforzara en entrar y así comienza un ciclo nuevo. El resultado es que nos pasamos la mayoría de las veces en las fases tres y cuatro del sueño profundo y las horas de la madrugada en la fase REM. Esta es la razón de que la mayor parte de los sueños se tengan de madrugada y que los varones acusen en ese momento un aumento de su deseo sexual.

Estos ciclos del sueño son significativos y sabiendo en qué fase acusas los trastornos podrás solucionar más fácilmente los problemas. Por ejemplo, los terrores nocturnos de los niños son principalmente un problema del sueño profundo. En contraste, las pesadillas de los adultos ocurren más probablemente de madrugada, ya que son principalmente un problema REM. Igualmente, ciertos ruidos fuertes te despertarán más fácilmente si se producen durante la fase uno, que cuando estás en sueño profundo. Aquellas personas que padecen de úlceras o angina de pecho pueden empeorar en el periodo que comprende el amanecer, debido a la irregularidad de las funciones corporales, las cuales influyen sobre el sueño.

Las necesidades de sueño

Las necesidades de sueño varían enormemente de uno a otro individuo. Algunas personas funcionan perfectamente con seis horas por la noche, mientras que otros se sienten como muertos con menos de ocho o nueve horas. La mejor forma para determinar cuánto sueño necesitas es simplemente comprobar cómo te sientes al día siguiente.

Las únicas generalizaciones que pueden hacerse son: primero, que tanto la cantidad de sueño que necesitas como la cantidad que probablemente vayas a dormir, tienden a variar con la edad. Los bebés, por ejemplo, suelen dormir doce horas, mientras que entre los 25 y los 45 años de edad la mayoría de las personas duermen 7 horas y media. Posteriormente, en la vejez, se necesitan 8 horas y media, aunque lo normal es que estas horas estén repartidas durante el día y al llegar a la noche muchos ancianos creen que necesitan dormir menos que años antes. También ocurre que sufren un deterioro en la calidad del sueño, no consiguen dormir con profundidad, se despiertan a menudo por la noche desvelados y esto les lleva a creer que necesitan menos horas de sueño.

En segundo lugar, puede decirse que las personas que regularmente duermen más de diez horas o menos de tres por la noche, tienden a morir jóvenes. Pero esto solamente refleja el hecho de que en sí se produce una alteración de la salud, de igual manera que ocurriría llevando otro tipo de vida desordenado.

Obviamente, si has tenido problemas del sueño, lo primero que hay que hacer es asegurarse que los problemas no son por cuestiones de salud. Una vez descartados éstos puedes buscar factores psicológicos o ambientales. Aunque éstos, al igual que el número de horas, varían con el tipo de persona.

Reglas para el buen dormir

Pensemos en lo bien que vamos a dormir:

Como la inmensa mayoría de los desórdenes del sueño tienen un origen psicológico, no médico, se deduce que lo que te digas a ti mismo tiene gran incidencia en lo bien o mal que duermas. En otras palabras: si piensas que vas a dormir bien por la noche, probablemente sea así. Por desgracia, muchas personas hacen justamente lo contrario y pasarán una noche sin dormir, se sentirán mal al día siguiente y comenzarán e temer que llegue la noche. Caen en el catastrofismo diciéndose así mismos lo temible que será si vuelven a quedarse sin dormir. Esta es la peor cosa que puede hacerse. El sueño, al igual que la relajación o el sexo, es una de las funciones humanas que no pueden forzarse.

Ejercicio regular:

Las personas que hacen ejercicio a diario obtienen más sueño profundo que las sedentarias. Los estudios demuestran que cuando dejan de hacer ejercicio hay una reducción correspondiente en la cantidad de sueño profundo. Ejercitarse con intensidad durante un día o dos no tendrá utilidad, sino todo lo contrario, ya que lo que importa es la regularidad en el deporte.

Es interesante el hecho de que el descanso completo en cama, el tipo de reposo en una persona hospitalizada, también aumenta el sueño profundo. Esto probablemente se debe a que durante el sueño se reparan tanto las energías consumidas como las enfermedades corporales.

Los cambios importantes en la masa muscular, tanto al aumentar como al disminuir, producen aumentos en la calidad y la cantidad del sueño. Muchas personas se preguntan en qué momento del día es mejor hacer ejercicio para dormir bien. Esto depende en gran medida del individuo, lógicamente, pero ciertas tendencias sugieren que la mejor hora es al final de la tarde, justo cuando el cuerpo está declinando su potencial energético. Los efectos de la sesión matutina desaparecen en el transcurso del día (observen que nadie se queda dormido después de hacer ejercicio a primera hora de la mañana, sino todo lo contrario) y que el ejercicio nocturno es demasiado energizante, por lo que perturba el sueño. Entre el ejercicio y el sueño debe existir un intervalo de dos horas.

Levantarse a una hora regular:

Es importante que te acostumbres a levantarte a la misma hora todos los días, salvo que sean tan pocas las horas que duermas que acuses siempre falta de sueño. Si duermes lo normal para tu edad, el prolongar el fin de semana tu sueño hasta el mediodía sólo servirá para agudizar tu problema. El insomnio de los domingos por la noche puede ser la consecuencia de haber dormido hasta el medio día después de haber trasnochado el sábado. Lo mismo se aplica en el caso de levantarse temprano: si te despiertas y no sabes si volverte a dormir o no, deberías probablemente levantarte, a menos que estés completamente exhausto.

Ruido:

Aunque el ruido suele romper el sueño o al menos quitarle profundidad, la capacidad de ruido necesario para despertarse depende de cada individuo. También puede suceder que el ruido sea incluso un somnífero, pero para que así ocurra debe ser rítmico, en tonos graves y de poca intensidad. Ejemplos de ello los tenemos en el traqueteo del tren, el rodar de un automóvil, el murmullo del mar e incluso una gran cascada, así como una película de poca acción. Otros ruidos de distinta intensidad, pero que también inducen al sueño, lo tenemos en la música apacible o las canciones de cuna, el murmullo de los grillos por la noche o el ruido de una máquina que trabaja sin interrupción.

Otros ruidos, sin embargo, tienen fama de provocar insomnio aunque no sean especialmente estridentes, como es el caso del ruido del grifo que gotea, el ronquido de las personas o una conversación en una habitación contigua. Aún así, podemos soportar cualquier tipo de ruido que sea habitual en nuestras vidas, aunque sea estridente como ocurre con el vuelo de los aviones o el paso de los vehículos en una carretera muy transitada. Si se trata del mismo sonido que llevamos oyendo desde hace años el cuerpo lo asimila perfectamente y logra aislarlo para que consigamos dormir, lo que no ocurre por ejemplo con el vuelo de una mosca alrededor de nuestra cabeza. Lo inusitado, lo nuevo, es lo que nos desvela y no la intensidad del sonido.

Por ello dependiendo del tipo de ruido, del individuo en sí y de la fase del sueño o de la noche en que nos hallemos, las posibilidades de despertarnos variarán, aumentando la fase uno de sueño profundo en las horas de la madrugada y siendo más difícil que nos despierten al poco de quedarnos dormidos.

Compañeros de cama:

Los solteros solitarios quizá se sorprendan al saber que la mayoría de nosotros verdaderamente dormimos mejor cuando estamos solos. Un durmiente normal invariablemente se moverá y dará vueltas varias veces durante la noche (el que no se mueva en absoluto posiblemente sufra algún trastorno del sueño) y a menos que tenga una increíble sincronía con su compañero, tenderá a interrumpirse el uno al otro cuando os movéis. Sin embargo, no todo es negativo en esto de dormir acompañados, ya que el hecho de sentir la presencia de alguien en la cama, lo mismo que el dormir abrazados, proporciona relax y protección, lo que puede contribuir enormemente a que durmamos con una gran profundidad del mismo modo que lo haría un niño cuando en una noche de tormenta duerme en la cama con los padres.

Temperatura ambiente:

Las temperaturas muy bajas en la habitación producen sueños desagradables, mientras que las temperaturas más altas causan mucho movimiento y más vueltas en la cama. La alta humedad provocará que estemos somnolientos durante todo el día.

Ingestión de alimentos:

La mayoría de las personas se sienten somnolientas tras una comida copiosa y de hecho el tomar alguna pequeña cantidad de comida quizá te ayude a dormirte. El sueño es afectado por cambios en la ingestión de calorías y las personas que están perdiendo peso suelen dormir pobremente, mientras que los que están engordando duermen mejor. Biológicamente esto tienen sentido. Un animal hambriento debería salir a buscar comida en lugar de dormir, mientras que el que acaba de comer no es probable que quisiera luchar en ese momento.

Estimulantes:

La mayoría de la gente sabe que no se puede tomar café antes de acostarse, por eso deberían tener en cuenta qué productos tienen cafeína o sustancias similares, como ocurre con el chocolate, el té, los refrescos de cola y docenas de medicamentos con propiedades euforizantes.

Algunas personas son especialmente sensibles a la cafeína y una simple taza de café a la hora de la merienda o incluso en el almuerzo del mediodía, será suficiente para impedirles conciliar el sueño. Otras, por el contrario, quizás vean favorecido su sueño con una pequeña cantidad de café caliente, el cual actuaría favorablemente en los estados depresivos, contribuyendo a proporcionar una pequeña ilusión de felicidad. El azúcar también es un estimulante que puede contribuir a quitar el sueño, salvo que se padezca hipoglucemia, en cuyo caso ayudaría a dormir. Este es el caso de las personas que tienen un régimen drástico de adelgazamiento y que apenas comen por las noches. La bajada de azúcar en la sangre les produciría un fuerte insomnio que se podría corregir tomando simplemente un poco de miel.

La nicotina también puede quitar el sueño si se fuma justo antes de acostarse, lo mismo que el tomar alguna bebida fría.

¿Qué hacer cuando no se puede dormir?

Es tan sencillo como difícil: relajarte

La falta de sueño puede volverte malhumorado, pero no te va a matar. Como se dijo anteriormente, es la preocupación por no dormir probablemente la causa más importante del insomnio en la mayoría de la gente. Si estás sometido a una gran presión y te encuentras por la noche con los músculos agarrotados y la mente inquieta, hay varias técnicas que puedes usar para ayudar a calmarte.

La **respiración** está integralmente relacionada con todas las demás funciones corporales, incluso el ritmo cardíaco y la tensión muscular. Esta es la razón por la que los métodos de relajación influyen en el modo de respirar correctamente, por ejemplo respirar lentamente y desde el abdomen, no con el pecho.

La **imaginación** implica el uso de imágenes positivas específicas como ayuda para relajarte. La imagen que utilices puede ser cualquiera que funcione para ti, sea un cuadro mental de ti mismo tumbado en una playa solitaria, soleada y con palmeras ondulantes, una suave brisa soplando con el sonido del océano de fondo, o una escena que te haga sentirte particularmente seguro, como verte a ti mismo rodeado por tu familia. Simplemente, concéntrate en hacer la imagen más vívida y detallada posible.

Librarse de la **tensión** es un método de relajación progresiva de todos los músculos, uno a uno. Según estás tumbado en la cama, tensa cada parte de tu cuerpo y mantén la tensión durante unos segundos, para relajarlos a continuación totalmente. Comienza con los pies, sigue después con las piernas, el torso, el pecho, los hombros, brazos, cuello, etc., hasta que todo el cuerpo quede relajado.

Sugestiones tales como "noto mi cuerpo pesado, relajado y confortable", suelen tener un gran efecto calmante. Di para ti que notas tus manos y pies cada vez más pesados, como si te aplastaras en la cama, notando al mismo tiempo una sensación de calor en ellos, lo que estará ocurriendo en realidad en la medida en que te relajes.

La **relajación** es una habilidad y estas técnicas requieren práctica antes de que empiecen a funcionar en ti. No puedes esperar caer dormido la primera vez que lo intentes, pero si practicas continuamente durante al menos unas semanas, funcionarán.

LA RELAJACIÓN A DÚO

Con el relax retorna el silencio, exigido hoy más que nunca, así como el deseo y el conocimiento. Podrá descubrir su alquimia secreta y penetrar en los mecanismos de la salud para detenerse cuando aún tiene tiempo.

Como en un sueño, usted puede abandonar su cuerpo y detener el sprint en el que está inmerso en su vida cotidiana. Pero ahora le toca el turno a la relajación a dúo, con su pareja sexual, mediante la cual se sentirá más fuerte, vital e infinitamente revivido.

El abandono de sí mismo es lo más fácil y al mismo tiempo más difícil de los actos de nuestra vida. No obstante, no lo rechace sin experimentarlo porque es muy simple. Podrá encontrar con el relax a dúo una cierta tranquilidad que nunca podríamos lograr en solitario y conseguiremos estar al abrigo de agresiones exteriores.

En nuestro interior deberemos encontrar una calma perfecta que nos elimine las tensiones del día y nos quite las pequeñas o graves enfermedades del estrés. Si conseguimos este estado de tranquilidad, una parada completa en nuestras emociones, nos sentiremos con gran placer y energía, dispuestos a afrontar todo lo negativo y destructivo. Los tiempos de acción serán intensos y estaremos envueltos en una nueva juventud.

Este método de relax a dúo os invita a experimentar en vuestro interior.

Respirar es vida

La respiración es un principio universal que no requiere esfuerzo, ni voluntad, y del cual ignoramos con frecuencia lo importante que es hacerlo bien. Nosotros no sentimos habitualmente la respiración porque es un acto reflejo, autónomo, aunque también sujeto a nuestro control si lo deseamos.

Bastan 10 minutos por la mañana y otros al atardecer para que nuestra capacidad respiratoria aumente significativamente.

He aquí unos sencillos ejercicios de respiración que podemos realizar con nuestra pareja:

1. Primero hay que situarse en una habitación que tenga una temperatura confortable, a fin de evitar contracturas musculares.
2. Estirarse sobre una superficie lisa (una alfombra es lo ideal) de manera que la columna vertebral esté lo más pegada a ella. Recogeremos las piernas, pondremos los brazos en forma de cruz, las palmas mirando al cielo y la cabeza recogida hacia el mentón.
3. La respiración se efectúa por la nariz y se controla con la garganta, expulsando un ligero ronquido.
4. Comenzar con un trabajo de los pulmones expirando e inspirando lentamente procurando involucrar al abdomen.

5. Aumentar el nivel de la inspiración poco a poco, hasta lograr el máximo posible, sintiendo como vibra el diafragma. Es importante que la inspiración-expiración se realice lentamente, sin brusquedad y sin forzar la amplitud pulmonar. La duración debe ser entre 8 y 10 segundos.
6. La adquisición de una regularidad en el ritmo respiratorio aporta un equilibrio energético corporal y es importante lograrlo incluso cuando la respiración está agitada. Un ejemplo puede ser así: inspiración 5 segundos, expiración 10 segundos; después a la inversa.

Hacerse el muerto

Hacerse el muerto supone una forma de lograr plena conciencia del cuerpo y eliminar puntos de tensión, de dolor. Escuchar vuestros movimientos internos, mientras externamente estáis como muertos.
Este es el procedimiento:

1. Poneros sobre el suelo en un lugar confortable.
2. Con las rodillas recogidas, trazar mentalmente una línea media entre la cabeza y los pies.
3. Estirar una pierna y luego la otra. Hacer después lo mismo con los brazos.
4. Elevar ligeramente las nalgas y poner los brazos extendidos sobre el suelo. Podréis tener la sensación de que vuestra columna vertebral se eleva, pero entonces tenéis que intentar aplastar las vértebras contra el suelo al máximo.

5. Concentrar vuestro espíritu sobre el pie izquierdo, el izquierdo, vuestra pierna derecha, la izquierda, para llegar a la cabeza. Después hacerlo sobre el codo y el cráneo.
6. Después de esto, se pueden realizar los ejercicios respiratorios de antes.

Las manipulaciones a dúo

Ahora, vuestra pareja deberá realizar el nuevo ejercicio con vosotros.

1. Uno de vosotros estirado boca abajo sobre el suelo, el vientre bien apoyado y plano. El compañero a un lado.
2. Aplicar vuestras manos al nivel de los dos riñones del compañero, a ambos lados de la columna vertebral, los pulgares presionando juntos.
3. Efectuar una serie de presiones a lo largo del cuello, hasta llegar a las paletillas. Presione dulcemente tratando de localizar los sitios dolorosos.

Descienda lentamente, rozando ligeramente el cuello. El masaje debe ser simple, pero es importante que la presión se haga con toda la mano, no con el extremo de los dedos. También deberemos acoplar el masaje al ritmo respiratorio de la persona, correspondiendo la mayor presión a la fase expiratoria. Se trata de dar un masaje, no de amasar un cuerpo.

Masaje de los tendones de hombros y cuello

Los hombros y el cuello son los puntos predilectos para las tensiones. Siempre deseamos que nos realicen masajes en esa zona.

1. Poneros detrás de vuestro compañero, el cual podrá estar de rodillas o sentado en una silla.
2. Poner vuestras manos sobre los hombros, en la base de la nuca.
3. Masajear dulcemente con ambas manos, después con los pulgares y luego con los dedos.

Este masaje puede ser doloroso y es necesario hacerlo durante al menos diez minutos. Por eso, después será necesario realizar también algunas caricias suaves.

Automasaje

1. Coger una pelota pequeña y pasarla por la cara durante el tiempo que quieras.
2. Después continúa por la espalda hasta llegar a los riñones.
3. Los puntos particulares de contracción se sitúan debajo de las nalgas, en los riñones y en los omóplatos.
4. Para terminar este ejercicio puede rodar la pelota por el pie, tanto por la cara anterior como por la planta. También resulta especialmente relajante

subirse encima de la pelota para que la presión sea mayor.

Masaje del cuero cabelludo

1. Sentarse en el suelo y coger la cabeza de vuestro compañero poniéndola encima de vuestras piernas.
2. Comenzar a manipular la cabeza, no sin antes pedir a vuestro compañero que se relaje completamente.
3. Dar masaje al pelo durante cinco minutos.
4. Coger la cara con las manos y comenzando por la frente hacer presiones circulares. Después de algún tiempo continuar con los ojos, los párpados, las alas de la nariz, la boca y el mentón, para terminar por las orejas.

Balance a dos

La relajación requiere, por ambas partes, de una concentración y relajación, pero ello no incluye contactos un poco acrobáticos.

1. Ponerse ambos frente a frente y cogeros de la mano.
2. Balancear vuestros cuerpos a ambos lados, manteniendo ambas piernas perfectamente derechas y equilibradas.
3. Deja reposar ahora al compañero durante unos minutos y comenzar ahora a hacer oscilaciones

con las piernas algo flexionadas, sintiendo un gran alivio.

4. Verifica que la cabeza no está rígida y que reposa sobre el cuello, mientras balanceáis los brazos.

PLANTAS MEDICINALES DE EFECTO RELAJANTE

Una vez que el lector se ha dado cuenta de la gran cantidad de remedios y ejercicios que existen para lograr un estado de relajación óptimo, así como de las múltiples circunstancias que nos pueden llevar a un estado de crispación y estrés intolerable, es lógico que cuando necesitemos una ayuda eficaz e inocua, recurramos sin demora a las plantas medicinales.

Al contrario que con los medicamentos, se pueden consumir sin necesidad de receta, no producen hábito ni drogadicción, no causan normalmente efectos secundarios, no entorpecen nuestras actividades cotidianas y, además, tienen un costo ciertamente económico.

Para no equivocarse lo mejor es recurrir a un experto herbólogo, un naturópata o al boticario, ya que esas personas tienen un dominio de las plantas medicinales muy superior a cualquier médico. Si ninguna de estas personas se encuentra fácilmente a su alcance puede dejarse guiar por las recomendaciones que a continuación le vamos a indicar, en la confianza de que han sido elaboradas por un experto en herbodietética.

Dado que las plantas medicinales tienen un abanico terapéutico muy amplio, al mismo tiempo que le ayudan a curarse de su estrés le ayudarán a mejorar la salud en general, lo que indudablemente será de su agrado. Por ello entre las indicaciones he creído conveniente explicar todas las buenas virtudes de cada planta, no solamente aquellas que actúan sobre los nervios, para que pueda escoger con mayor precisión aquella que encaje mejor en sus características personales.

En las tiendas de herbodietética encontrará cada planta de diferentes maneras: como hierba seca en bolsitas listas para poner en agua caliente, en bolsas mayores que Usted deberá dosificar (una cucharita o dos de café por vaso de agua), en extracto hidroalcohólico (no emplear en niños), en extracto con glicerina vegetal (emplear entre 10 a 20 gotas en adultos), en ampollas bebibles (la dosificación es exacta y no llevan alcohol), en forma de jarabe (muy adecuado para niños por su buen sabor) y en comprimidos que contienen la planta entera triturada.

No existe una forma perfecta de tomar una planta medicinal, salvo que pudiéramos cogerla del campo y comerla como si fuera una ensalada. La planta seca que se vende en bolsitas no debe estar caducada, nunca debe comprarse a granel sino en bolsas herméticas, debe tener el nombre del laboratorio y la fecha de envasado bien claros y cada vez que la utilicemos debemos cerrar bien la bolsa para que no le de el aire. La dosis a emplear será una o dos pizcas por cada vaso de infusión y aunque hay quien recomienda ponerla con el agua hirviendo lo mejor es ponerlas en el agua fría y dejarla así hasta que dé el primer hervor. Si se trata de una raíz hay que dejarlas cocer al menos cinco minutos o más. Después se deja reposar hasta que esté templada y se toman antes de que se enfríen del todo. Se puede edulcorar con azúcar moreno, melaza de caña o miel, pero nunca con azúcar blanco refinado.

ALBAHACA
Ocimum basilicum

Indicaciones:
Antiespasmódica, estimulante, para resfriados, vértigos y vómitos de origen nervioso, galactógena, dispepsias nerviosas.
En enjuagues para el mal aliento, inflamaciones de boca y en loción contra la caída del cabello.
Se emplea las hojas y sirve también como condimento para comidas, salsa o sopas.

AMAPOLA
Papaver Rhoeas

Indicaciones:
Bronquitis, tos fuerte, excitación nerviosa, insomnio.
Aunque no tiene los efectos narcóticos que la Adormidera, hay que emplearla con precaución en los niños. No sobrepasando la dosis es inofensiva y muy eficaz.
Se emplea para mejorar la salud de los canarios y mejorar su canto.

ANGÉLICA
Angelica Archangelica

Indicaciones:
Depurativa, diurética, digestiva, para resfriados y diarreas. Mejora la capacidad pulmonar. Eficaz en histerismos.
Se puede preparar con su raíz un vino medicinal con propiedades tónicas y sudoríficas.
Se puede confundir con la Cicuta, planta muy venenosa.

ANÍS
Pimpinella anisum

Indicaciones:
Asma, digestiones difíciles, acidez de estómago, calambres y gases intestinales. Para estimular la producción láctea.
En la excitación nerviosa y el insomnio.
Como dentífrico, para blanquear los dientes, tonificar las encías y perfumar el aliento.
Se emplean las semillas. Se puede preparar en casa un dulce licor a partir de azúcar y alcohol de 90°.

AVENA
Avena sativa

Indicaciones:
Energética, nutritiva especialmente en ancianos, convalecientes y niños. Regula las deposiciones,

suaviza el colon irritable, elimina el ácido úrico, es diurética y ligeramente sedante. Tonifica el sistema nervioso.

Externamente se emplea para suavizar la piel, para añadir al agua del baño, como refrescante, cicatrizante y antihemorroidal. En forma de cataplasmas calientes se utiliza en el lumbago y la tos.

Se puede emplear en forma de copos para elaborar sopas, añadida al desayuno, como harina o en extracto.

AZAHAR
Citrus aurantium

Indicaciones:
La flor del Naranjo amargo se emplea abundantemente para combatir el insomnio, como antiespasmódico, para bajar la fiebre y mejorar la digestión. Es un buen remedio para emplear en niños. Se puede utilizar en bebés simplemente poniendo unas gotas de esencia en la almohada para que aspire sus vapores medicinales, lo que evita el que tenga que ingerir ninguna sustancia.

BELEÑO NEGRO
Hyoscyamus niger

Indicaciones:
Para aliviar dolores de dientes. Es calmante, analgésica, antitusígena y antiespasmódica. Sube la

tensión arterial, combate las neuralgias, el insomnio y el histerismo.
No utilizar la planta salvo en preparados homeopáticos. Es muy tóxica en infusión.
Administrar solamente bajo control médico.

BELLADONA
Atropa belladona

Indicaciones:
Es antiespasmódica, calma los dolores menstruales y es sedante nerviosa.
Se emplean las bayas, pero son sumamente venenosas, por lo que solamente se emplea ya en homeopatía.
Solamente tomar bajo estricto control médico.

BERGAMOTA
Citrus aurantium

Indicaciones:
Se emplea preferentemente para usos externos en irrigaciones uterinas, sabañones, como antiparasitario genital y cicatrizante en heridas.
Su aroma hace que se emplee como perfume y dada su propiedad de ser fotosensible para acelerar el bronceado, aunque su uso es bastante delicado.
La esencia se puede utilizar en la excitación nerviosa y la epilepsia.
Se emplea la corteza de sus frutos. El zumo es sumamente ácido y desagradable al paladar.

CEBADA
Hordeum vulgare

Indicaciones:
Aunque la mayor producción de esta planta se destina a la fabricación de la cerveza, también se emplea tostada y molida como un sucedáneo del café, desprovista absolutamente de excitantes. Se le atribuyen propiedades refrescantes, digestivas, diuréticas, depurativas y reconstituyentes, así como ligeramente tranquilizantes. También se emplea para colitis e inflamaciones intestinales, mientras que localmente y mezclada con vinagre se aplica en las lumbalgias.

COLA
Cola acuminata

Indicaciones:
Se emplea la nuez del fruto de igual nombre, el cual tiene excelentes propiedades para el corazón, el cerebro y el cansancio. Aunque tiene efectos excitantes, paradójicamente es capaz de curar el agotamiento nervioso y las depresiones leves.
En el mercado encontraremos extractos de nuez de cola que deberemos utilizar en una cantidad entre 15 a 25 gotas por dosis.

ELEUTEROCOCO

Indicaciones:
Es la planta antiestrés más eficaz y la más utilizada. Sin ser un sedante modera la excitabilidad nerviosa y sin ser estimulante actúa como un eficaz antifatiga. Corrige las depresiones, la hipotensión, las pocas defensas ante las infecciones, la diabetes y la falta de memoria.

Lo podemos encontrar en forma de comprimidos, cápsulas, jarabes, viales y extractos, solo o mezclado con otros compuestos naturales.

ESPINO BLANCO
Crataegus oxyacantha

Indicaciones:
Es antiespasmódico, mejora las funciones cardíacas, la arritmia, la hipo e hipertensión, las taquicardias y los calambres uterinos. Regula la circulación venosa y arterial, mejora las varices, evita los vértigos y es un sedante que combate el insomnio. Puede consumirse durante el día sin que aparezca somnolencia.

Lo encontraremos en planta seca, viales bebibles, comprimidos, cápsulas y extracto.

GELSEMIO
Gelsemium sempervirens

Indicaciones:
Se emplean sus raíces venenosas en homeopatía con bastante éxito en jaquecas, convulsiones, gripe, tos fuerte, miopía y crisis histéricas.
Su dosificación corresponde siempre al médico.

GINSENG
Panax quinquefolium

Indicaciones:
Su raíz se emplea desde tiempos inmemoriales en el tratamiento del estrés, la debilidad, la diabetes, la falta de memoria y como afrodisíaco.
Aunque es una de la las plantas más caras del mercado, su consumo es muy intenso en el mundo entero, no solamente como infusión, sino en forma de extracto y ampollas bebibles.

GIRASOL
Helianthus annus

Indicaciones:
Se emplean preferentemente las semillas para el tratamiento de la prostatitis, la miopía, los dolores de cabeza, para eliminar parásitos intestinales, la excitación nerviosa, la fiebre moderada, la malaria, los resfriados y localmente los tallos secos para curar llagas ulceradas.

Con los tallos secos se prepara un vino medicinal con propiedades en la pleuritis y los dolores de estómago.

HIEDRA
Hedera helix

Indicaciones:
Planta popular en los jardines que da unas bayas venenosas que se empleaban antes como purgantes. Con las hojas se prepara un vino medicinal para combatir la excitación nerviosa. La infusión se puede emplear para detener la secreción láctea, las dismenorreas y localmente para tratar forúnculos, quemaduras y callos.

HIERBA GATERA
Nepeta cataria

Indicaciones:
Se puede utilizar para la excitación nerviosa, la hidropesía, los calambres de estómago, las menstruaciones dolorosas y el insomnio.
La infusión es empleada normalmente como sustituto de la valeriana.

HIPÉRICO
Hypericum perforatum

Indicaciones:
Es la hierba más eficaz como antidepresiva. También se emplea para el asma, las hemorroides,

como digestiva, las disfunciones hepáticas, los dolores de cabeza, la incontinencia de orina infantil, las menstruaciones dolorosas, las cistitis y para expulsar lombrices.

Localmente es muy eficaz para curar quemaduras, gota, reumatismos, ciática, llagas, úlceras y contusiones.

Es fotosensible, por lo que hay que evitar tomar el sol cuando la ingiramos.

HISOPO
Hyssopus officinalis

Indicaciones:
Se emplea para combatir las alergias, el asma, las afecciones bronquiales y los trastornos estomacales. Es antiespasmódica, mejora la digestión, la excitación nerviosa, el histerismo, y ejerce como depurativo. Localmente se puede emplear para mejorar llagas, úlceras, erupciones cutáneas y contusiones.

LAVANDA
Lavandula officinalis

Indicaciones:
Se puede emplear igualmente el Espliego en las neuralgias, dolores de cabeza, los nerviosismos, el insomnio, los vértigos, la mala digestión, el asma, la tos ferina, cansancio, para estimular la diuresis y la falta de apetito. Baja la fiebre y mejora los

resfriados. Localmente se emplea en contusiones, heridas y faringitis.

LECHUGA
Lactuca sativa

Indicaciones:
Verdura muy popular que, sin embargo, posee importantes efectos contra el insomnio. Mejora la digestión, es laxante y refrescante. Localmente se puede aplicar en irritaciones de la piel, como cicatrizante y en contusiones.

LIMÓN
Citrus limonum

Indicaciones:
Esta ácida y sabrosa fruta posee numerosas propiedades medicinales, entre ellas: mejora el ácido úrico y por tanto la gota, la hipertensión, la arteriosclerosis, estimula el metabolismo, cura las jaquecas, las hemorragias, el escorbuto y las neuralgias. También posee efectos sedantes, acelera la digestión, cura los calambres abdominales, baja la fiebre, ayuda a sudar, estimula las funciones hepatobiliares, quita el hipo, estimula el apetito, quita el mal sabor de boca, los gases intestinales, potencia las defensas, estimula al producción de orina, mejora los resfriados y es una excelente bebida refrescante.

LÚPULO
Humulus lupulus

Indicaciones:
Con las flores femeninas se da el fuerte sabor amargo característico de la cerveza. Posee fuertes efectos como somnífero, sedante nervioso, calmante de la excitación sexual, favoreciendo también la digestión, los espasmos e irritaciones de vejiga y localmente se puede emplear contra las neuralgias.

Contiene hormonas femeninas, por lo que no debe ser consumido por el varón de manera continuada por el riesgo de efectos feminizantes, como el aumento de las mamas o la impotencia.

MALVA
Malva silvestris

Indicaciones:
La podemos encontrar silvestre por los jardines de las ciudades y se emplea medicinalmente para combatir el estreñimiento, la obesidad, los catarros bronquiales, la inflamación intestinal, la cistitis, las infecciones urinarias, la artritis y la gota. Un baño de malvas calma la excitación nerviosa y localmente se emplea como elixir para la boca y en abscesos e irritaciones de piel.

MALVAVISCO
Althaea officinalis

Indicaciones:
Posee propiedades laxantes, expectorantes, diuréticas y digestivas, siendo muy recomendada para las gastritis o úlceras duodenales. Combate el insomnio, es diurética, antirreumática, calma la tos y localmente se emplea en quemaduras.

MANZANILLA
Matricaria Chamomilla

Indicaciones:
Una de las plantas más populares, pero no por ello la mejor utilizada. Tiene propiedades antiespasmódicas, para bajar la fiebre, es antirreumática y antineurálgica. Mejora la digestión, combate la excitación nerviosa, ayuda a corregir el insomnio y mejora las funciones biliares. Localmente se puede emplear para lavados de la piel y pelo y como compresas en los párpados para los ojos cansados. No sirve para lavados de ojos ya que es irritante.

MEJORANA
Origanum Majorana

Indicaciones:
Se confunde habitualmente con el orégano y se emplea en los dolores de cabeza, el insomnio leve, la neurosis gástrica y los resfriados.

MELILOTO
Melilotus officinalis

Indicaciones:
Con un olor que recuerda al de la miel, muy apreciado por los caballos, sus flores se emplean localmente para tratar abscesos, estomatitis y otras inflamaciones de boca, como diurético, para mejorar la digestión, en la excitación nerviosa, el insomnio y la neurosis gástricas, así como en cólicos, neuralgias y para lavados de ojos, garganta y nariz.

MELISA
Melissa officinalis

Indicaciones:
Con un sabor similar al limón, sus flores y hojas se emplean para elaborar el Agua del Carmen. Tiene acciones positivas en los trastornos hepáticos, las neuralgias, la histeria, las crisis nerviosas, la gastroenteritis, las digestiones difíciles y localmente combate el mal aliento. Calma la ansiedad.

PASIFLORA
Pasiflora incarnata

Indicaciones:
Esta flor de jardín muy apreciada por las abejas, se emplea para mejorar estados depresivos,

histerismos, melancolía, neurastenia, insomnio y cualquier caso de excitación nerviosa.
En forma de cataplasmas se utiliza para hemorroides y quemaduras.

SALVIA
Salvia officinalis

Indicaciones:
Planta que actúa sobre la mayor parte de los órganos y que tiene efectos positivos como digestiva, carminativa, diurética, tónica, astringente y antirreumática. También se le reconocen propiedades contra el agotamiento nervioso y la depresión.

TILA
Tilia europaea

Indicaciones:
La planta más utilizada para problemas nerviosos, aunque no por ello la más eficaz. Se emplea en el agotamiento nervioso, el insomnio, los catarros bronquiales, como diurética, en el cansancio, para hacer sudar, mejorar las digestiones y como antiespasmódica.

VALERIANA
Valeriana officinalis

Indicaciones:
Posee propiedades como antiespasmódica, para calmar la epilepsia, los dolores intestinales, la debilidad, el agotamiento nervioso y la neurastenia.

www.ingramcontent.com/pod-product-compliance
Lightning Source LLC
Chambersburg PA
CBHW070855290526
45795CB00001B/135